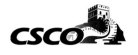

中国临床肿瘤学会（CSCO）
结直肠癌诊疗指南
2024

GUIDELINES OF CHINESE SOCIETY OF CLINICAL ONCOLOGY (CSCO)

COLORECTAL CANCER

中国临床肿瘤学会指南工作委员会　组织编写

人民卫生出版社
·北京·

U0321420

版权所有，侵权必究！

图书在版编目（CIP）数据

中国临床肿瘤学会（CSCO）结直肠癌诊疗指南 . 2024 /
中国临床肿瘤学会指南工作委员会组织编写.—北京：
人民卫生出版社，2024.3（2024.6 重印）

ISBN 978-7-117-36151-4

Ⅰ.①中… Ⅱ.①中… Ⅲ.①结肠癌－诊疗－指南②
直肠癌－诊疗－指南　Ⅳ.① R735.3-62

中国国家版本馆 CIP 数据核字（2024）第 064167 号

人卫智网　**www.ipmph.com**　医学教育、学术、考试、健康，购书智慧智能综合服务平台		
人卫官网　**www.pmph.com**　人卫官方资讯发布平台		

中国临床肿瘤学会（CSCO）结直肠癌诊疗指南 2024
Zhongguo Linchuang Zhongliu Xuehui（CSCO）Jiezhichang'ai Zhenliao Zhinan 2024

组织编写：中国临床肿瘤学会指南工作委员会	**经　销**：新华书店	
出版发行：人民卫生出版社（中继线 010-59780011）	**开　本**：787×1092　1/32　**印张**：5	
地　　址：北京市朝阳区潘家园南里 19 号	**字　数**：134 千字	
邮　　编：100021	**版　次**：2024 年 3 月第 1 版	
E - mail：pmph @ pmph.com	**印　次**：2024 年 6 月第 3 次印刷	
购书热线：010-59787592　010-59787584　010-65264830	**标准书号**：ISBN 978-7-117-36151-4	
印　　刷：北京华联印刷有限公司	**定　价**：48.00 元	

打击盗版举报电话：010-59787491　**E-mail**：WQ @ pmph.com
质量问题联系电话：010-59787234　**E-mail**：zhiliang @ pmph.com
数字融合服务电话：4001118166　　**E-mail**：zengzhi @ pmph.com

中国临床肿瘤学会指南工作委员会

组　长　徐瑞华　　李　进

副组长　（以姓氏汉语拼音为序）

程　颖　　樊　嘉　　郭　军　　江泽飞　　梁　军

梁后杰　　马　军　　秦叔逵　　王　洁　　吴令英

吴一龙　　殷咏梅　　于金明　　朱　军

中国临床肿瘤学会（CSCO）
结直肠癌诊疗指南

2024

组　　长
　　　　徐瑞华　张苏展　李　进

副　组　长（以姓氏汉语拼音为序）
　　　　蔡三军　陈　功　刘云鹏　许剑民
　　　　袁　瑛　袁响林　张艳桥　章　真

秘　书　组（以姓氏汉语拼音为序）
　　　　胡涵光　王　峰　王晰程

专家组成员（以姓氏汉语拼音为序）（ * 为执笔人）
　　　　蔡木炎　　中山大学肿瘤防治中心病理科
　　　　蔡三军　　复旦大学附属肿瘤医院大肠外科
　　　　陈　功 *　中山大学肿瘤防治中心结直肠外科
　　　　高远红　　中山大学肿瘤防治中心放疗科

胡涵光 *　浙江大学医学院附属第二医院肿瘤内科
黄彦钦 *　浙江大学医学院附属第二医院肿瘤研究所
季　刚　中国人民解放军空军军医大学西京医院胃肠外科
来茂德　中国药科大学基础医学与临床药学院
李　进　中国药科大学附属上海高博肿瘤医院肿瘤内科
李桂超 *　复旦大学附属肿瘤医院放疗科
李太原　南昌大学第一附属医院普外科
李心翔 *　复旦大学附属肿瘤医院大肠外科
梁后杰　中国人民解放军陆军军医大学西南医院肿瘤科
刘云鹏　中国医科大学附属第一医院肿瘤内科
南克俊　西安交通大学第一附属医院肿瘤内科

任　黎[*]　复旦大学附属中山医院普外科

盛伟琪[*]　复旦大学附属肿瘤医院病理科

王　峰　　中山大学肿瘤防治中心内科

王　屹[*]　北京大学人民医院放射科

王景宇　　吉林大学第一医院放射科

王六红　　浙江大学医学院附属第二医院放射科

王晰程[*]　北京大学肿瘤医院消化肿瘤内科

王梓贤　　中山大学肿瘤防治中心内科

徐瑞华　　中山大学肿瘤防治中心内科

许剑民　　复旦大学附属中山医院普外科

许晶虹　　浙江大学医学院附属第二医院病理科

应建明　　中国医学科学院肿瘤医院病理科

袁　瑛 *　浙江大学医学院附属第二医院肿瘤内科

袁响林　　华中科技大学同济医学院附属同济医院肿瘤科

张苏展　　浙江大学医学院附属第二医院大肠外科

张艳桥　　哈尔滨医科大学附属肿瘤医院

章　真 *　复旦大学附属肿瘤医院放疗科

周爱萍 *　中国医学科学院肿瘤医院肿瘤内科

　　基于循证医学证据、兼顾诊疗产品的可及性、吸收精准医学新进展，制定中国常见恶性肿瘤的诊断和治疗指南，是中国临床肿瘤学会（CSCO）的基本任务之一。近年来，临床诊疗指南的制定出现新的趋向，即基于诊疗资源的可及性，这尤其适合于发展中国家，以及地区差异性显著的国家和地区。中国是幅员辽阔、地区经济和学术发展不平衡的发展中国家，CSCO 指南需要兼顾地区发展差异、药物和诊疗手段的可及性及肿瘤治疗的社会价值三个方面。因此，CSCO 指南的制定，要求每一个临床问题的诊疗意见根据循证医学证据和专家共识度形成证据类别，同时结合产品的可及性和效价比形成推荐等级。证据类别高、可及性好的方案，作为Ⅰ级推荐；证据类别较高、专家共识度稍低，或可及性较差的方案，作为Ⅱ级推荐；临床实用，但证据类别不高的，作为Ⅲ级推荐。CSCO 指南主要基于国内外临床研究成果和 CSCO 专家意见，确定推荐等级，以便于大家在临床实践中参考使用。CSCO 指南工作委员会相信，基于证据、兼顾可及、结合意见的指南，更适合我国的临床实际。我们期待得到大家宝贵的反馈意见，并将在指南更新时认真考虑、积极采纳合理建议，保持 CSCO 指南的科学性、公正性和时效性。

中国临床肿瘤学会指南工作委员会

目录

CSCO 诊疗指南证据类别

证据特征			CSCO 专家共识度
类别	水平	来源	
1A	高	严谨的 meta 分析、大型随机对照研究	一致共识 （支持意见 ≥ 80%）
1B	高	严谨的 meta 分析、大型随机对照研究	基本一致共识 （支持意见 60%~ < 80%）
2A	稍低	一般质量的 meta 分析、小型随机对照研究、设计良好的大型回顾性研究、病例 - 对照研究	一致共识 （支持意见 ≥ 80%）
2B	稍低	一般质量的 meta 分析、小型随机对照研究、设计良好的大型回顾性研究、病例 - 对照研究	基本一致共识 （支持意见 60%~ < 80%）
3	低	非对照的单臂临床研究、病例报告、专家观点	无共识，且争议大 （支持意见 < 60%）

CSCO 诊疗指南推荐等级

推荐等级	标准
I 级推荐	**1A 类证据和部分 2A 类证据** CSCO 指南将 1A 类证据，以及部分专家共识度高且在中国可及性好的 2A 类证据，作为 I 级推荐。具体为：适应证明确、可及性好、肿瘤治疗价值稳定，纳入《国家基本医疗保险、工伤保险和生育保险药品目录》的诊治措施
II 级推荐	**1B 类证据和部分 2A 类证据** CSCO 指南将 1B 类证据，以及部分在中国可及性欠佳，但专家共识度较高的 2A 类证据，作为 II 级推荐。具体为：国内外随机对照研究，提供高级别证据，但可及性差或者效价比不高；对于临床获益明显但价格较贵的措施，考虑患者可能获益，也可作为 II 级推荐
III 级推荐	**2B 类证据和 3 类证据** 对于某些临床上习惯使用，或有探索价值的诊治措施，虽然循证医学证据相对不足，但专家组意见认为可以接受的，作为 III 级推荐

CSCO 结直肠癌诊疗指南 2024

更新要点

2.2.1 结肠癌诊断方法

对"诊断"的 I 级推荐增加：肛门指检，并在注释 i 中加以说明。

2.3 病理学诊断原则

III 级推荐增加：*POLE/POLD1* 基因突变检测，并在注释 r 中加以说明。

3.2.1.2 潜在可切除组治疗

对于"适合强烈治疗（*RAS* 和 *BRAF* 均野生型）"患者，III 级推荐删除"FOLFOXIRI+ 西妥昔单抗"。

对于"适合强烈治疗（*RAS* 和 *BRAF* 均野生型）"且"原发灶位于右侧结直肠"患者，I 级推荐中的"FOLFOXIRI ± 贝伐珠单抗"从 2A 类证据修改为 1A 类证据。

对于"适合强烈治疗（*RAS* 或 *BRAF* 突变型）"患者，I 级推荐中的"FOLFOXIRI ± 贝伐珠单抗"从 2A 类证据修改为 1A 类证据。

3.2.1.2 姑息治疗组二线方案

对于"MSI-H/dMMR，一线未使用免疫检查点抑制剂"患者，II 级推荐修改为：恩沃利单抗、斯鲁利单抗、替雷利珠单抗或普特利单抗（2A 类）、帕博利珠单抗和纳武利尤单抗（2A 类）；III 级推荐修改为：纳武利尤单抗 + 伊匹木单抗（2A 类）。

对于"一线接受伊立替康治疗（MSS 或 MSI-L/pMMR，*RAS* 和 *BRAF* 均野生型）"患者，II 级推荐删除"伊立替康 + 西妥昔单抗（2A 类）"。

3.2.1.2　姑息治疗组三线方案

对于"MSI-H/dMMR，一、二线未使用免疫检查点抑制剂"患者，Ⅱ级推荐修改为：恩沃利单抗、斯鲁利单抗、替雷利珠单抗或普特利单抗（2A 类）、帕博利珠单抗和纳武利尤单抗（2A 类）；Ⅲ级推荐修改为：纳武利尤单抗 + 伊匹木单抗（2A 类）。

对于"已接受过奥沙利铂和伊立替康治疗（MSS 或 MSI-L/pMMR，RAS 和 BRAF 均野生型）"、"已接受过奥沙利铂和伊立替康治疗（MSS 或 MSI-L/pMMR，RAS 或 BRAF 突变型）"患者，Ⅰ级推荐的"曲氟尿苷替匹嘧啶（1A 类）"修改为"曲氟尿苷替匹嘧啶 +/– 贝伐珠单抗（1A 类）"，并在注释 k 中加以说明；Ⅱ级推荐删除"曲氟尿苷替匹嘧啶 + 贝伐珠单抗（2A 类）"。

增加注释 q，对 MSS/pMMR 型转移性结直肠癌免疫治疗的部分临床研究进展进行了概述。

4.1.3　pMMR/MSS 或者 MMR/MS 状态不明的患者治疗

对于"cT_3，任何 N 且 MRF–；$cT_{1\sim2}$，N_+"且"保留肛门括约肌无困难"患者，Ⅱ级推荐增加："对于高选择性的低度复发风险患者：化疗（评估）+ 选择性放化疗（再次评估）+ 直肠癌根治术 +/– 化疗（根据术后病理放化疗 / 化疗）（1B 类）。"，并在注释 l、m 中加以说明。

1 结直肠癌诊疗总则

结直肠癌的 MDT 诊疗模式

内容	I 级推荐	II 级推荐	III 级推荐
MDT 学科构成	外科：结直肠外科（胃肠外科、普外科）、肝胆外科 肿瘤内科 放射治疗科 影像科	胸外科 介入治疗科 病理科 内镜科 超声科	其他相关学科
MDT 成员要求	高年资主治医师及以上	副主任医师及以上	
MDT 讨论内容	仅有肝转移的患者 转移瘤潜在可切除的患者 中低位直肠癌患者	需要特殊辅助治疗决策的患者 直肠癌局部复发患者	主管医师认为需要 MDT 的患者（例如诊治有困难或争议） 推荐进入临床研究的患者 少见病例
MDT 日常活动	固定学科 / 固定专家 固定时间（建议每 1~2 周 1 次） 固定场所 固定设备（投影仪、信息系统）	根据具体情况设置	

【注释】

a 结直肠癌的诊治应重视多学科团队（multidisciplinary team，MDT）的作用，推荐有条件的单位将尽可能多的结直肠癌患者，尤其是复发转移性结直肠癌患者的诊疗纳入 MDT 的管理。

b MDT 的实施过程中由多个学科的专家共同分析患者的临床表现、影像、病理和分子生物学资料，对患者的一般状况、疾病的诊断、分期/侵犯范围、发展趋向和预后做出全面的评估，并根据当前国内外治疗规范/指南或循证医学依据，结合现有的治疗手段，为患者制订最适合的整体治疗策略。

c MDT 原则应该贯穿每例患者诊断和治疗的全程。

d MDT 应根据治疗过程中患者机体状况的变化、肿瘤的反应而适时调整治疗方案，以期最大限度地延长患者的生存期、提高治愈率和改善生活质量。

2　结直肠癌的诊断原则

2.1　无症状健康人群的结直肠癌筛查

临床评估	Ⅰ级推荐	Ⅱ级推荐	Ⅲ级推荐
一般风险人群结直肠癌筛查	1. 年龄 50~74 岁个体首次筛查进行高危因素问卷调查[1-5]和免疫法粪便隐血检测[6-8]，阳性者行结肠镜检查。后续筛查每年至少检查 1 次免疫法粪便隐血，阳性者行结肠镜检查 2. 在具备条件的地区，50~74 岁者，直接结肠镜检查[11-15]，结肠镜检查未发现肠道肿瘤者，每隔 5 年行结肠镜检查 1 次；发现肠道肿瘤者，根据肿瘤大小和病理类型在 1~3 年后行结肠镜复查；后续如未发现肿瘤复发，可延长时间间隔至 3~5 年		粪便 DNA（FIT-DNA）[9]检测 a CT 结肠成像[10] b

临床评估	Ⅰ级推荐	Ⅱ级推荐	Ⅲ级推荐
高风险人群结直肠癌筛查	1. 有结直肠腺瘤病史、结直肠癌家族史和炎症性肠病者为高危人群[11-15] 2. 应自40岁开始每年参加结直肠癌筛查[11]	1. 进展期结直肠腺瘤（直径≥1cm，或伴绒毛状结构，或伴高级别瘤变）患者应在诊断后1~3年内复查结肠镜，如未发现腺瘤复发，后续间隔可延长至3~5年[16] 2. 有结直肠癌家族史者进行遗传基因筛检，家系中遗传突变携带者定期结肠镜检查，非突变携带者以一般风险人群筛查（具体参见"5 遗传性结直肠癌筛检和基因诊断原则"） 3. 炎症性肠病患者定期专科就诊，根据病变范围、程度和年限与医师商定结肠镜检查间隔	非进展期腺瘤患者应在诊断后2~3年内复查结肠镜，如未发现腺瘤复发，后续间隔可延长至3~5年[17-18]

结直肠癌的诊断原则

【注释】

a FIT-DNA 检测价格较贵，在医疗资源比较充分时可考虑采用。对于粪便隐血阳性个体，在结肠镜检查前加做粪便 DNA 检测可提高结肠镜的检出率。

b 对于结肠镜检查存在禁忌的个体，可采用 CT 结肠成像检查。

参考文献

[1] 李其龙，马新源，俞玲玲，等. 农村高发地区大肠癌优化序贯筛查病变年龄别检出分析. 中华肿瘤杂志，2013, 35 (2): 154-157.

[2] CHEN H, LU M, LIU C, et al. Comparative evaluation of participation and diagnostic yield of colonoscopy vs fecal immunochemical test vs risk-adapted screening in colorectal cancer screening: Interim analysis of a multicenter randomized controlled trial (TARGET-C). Am J Gastroenterol, 2020, 115 (8): 1264-1274.

[3] TAO S, HOFFMEISTER M, BRENNER H. Development and validation of a scoring system to identify individuals at high risk for advanced colorectal neoplasms who should undergo colonoscopy screening. Clin Gastroenterol Hepatol, 2014, 12 (3): 478-485.

[4] CAI SR, HUANG YQ, ZHANG SZ, et al. Effects of subitems in the colorectal cancer screening protocol on the Chinese colorectal cancer screening program: An analysis based on natural community screening results. BMC Cancer, 2019, 19 (1): 47.

[5] SUNG JJ, NG SC, CHAN FK, et al. An updated Asia Pacific Consensus Recommendations on colorectal cancer screening. Gut, 2015, 64 (1): 121-132.

[6] HUANG Y, LI Q, GE W, et al. Predictive power of quantitative and qualitative fecal immunochemical tests for hemoglobin in population screening for colorectal neoplasm. Eur J Cancer Prev, 2014, 23 (1): 27-34.

[7] LEE JK, LILES EG, BENT S, et al. Accuracy of fecal immunochemical tests for colorectal cancer: Systematic review

and meta-analysis. Ann Intern Med, 2014, 160 (3): 171-181.

[8] CAI SR, ZHU HH, HUANG YQ, et al. Cost-effectiveness between double and single fecal immunochemical test (s) in a mass colorectal cancer screening. Biomed Res Int, 2016, 2016: 6830713.

[9] IMPERIALE TF, RANSOHOFF DF, ITZKOWITZ SH, et al. Multitarget stool DNA testing for colorectal-cancer screening. N Engl J Med, 2014, 370 (14): 1287-1297.

[10] LIN JS, PIPER MA, PERDUE LA, et al. Screening for colorectal cancer: Updated evidence report and systematic review for the US Preventive Services Task Force. JAMA, 2016, 315 (23): 2576-2594.

[11] 国家癌症中心中国结直肠癌筛查与早诊早治指南制定专家组 . 中国结直肠癌筛查与早诊早治指南 (2020, 北京). 中国肿瘤 , 2021, 30 (1): 1-28.

[12] 中华医学会肿瘤学分会早诊早治学组 . 中国结直肠癌早诊早治专家共识 . 中华医学杂志 , 2020, 100 (22): 1691-1698.

[13] 国家消化系统疾病临床医学研究中心 (上海), 国家消化道早癌防治中心联盟 , 中华医学会消化内镜学分会 , 等 . 中国早期结直肠癌筛查流程专家共识意见 (2019, 上海). 中华消化内镜杂志 , 2019, 36 (10): 709-719.

[14] 中国抗癌协会大肠癌专业委员会 , 中国结直肠肿瘤早诊筛查策略制订专家组 . 中国结直肠肿瘤早诊筛查策略专家共识 . 中华胃肠外科杂志 , 2018, 21 (10): 1081-1086.

[15] 中华医学会消化病学分会 . 中国大肠肿瘤筛查、早诊早治和综合预防共识意见 . 胃肠病学和肝病学杂志 , 2011, 20 (11): 979-995.

[16] GUPTA S, LIEBERMAN D, ANDERSON JC, et al. Recommendations for follow-up after colonoscopy and polypectomy: A consensus update by the US Multi-Society Task Force on Colorectal Cancer. Am J Gastroenterol, 2020, 115 (3): 415-434.

[17] FACCIORUSSO A, DI MM, SERVIDDIO G, et al. Factors associated with recurrence of advanced colorectal adenoma after endoscopic resection. Clin Gastroenterol Hepatol, 2016, 14 (8): 1148-1154.

[18] CUBIELLA J, CARBALLO F, PORTILLO I, et al. Incidence of advanced neoplasia during surveillance in high-and intermediate-risk groups of the European colorectal cancer screening guidelines. Endoscopy, 2016, 48 (11): 995-1002.

2.2 诊断基本原则

2.2.1 结肠癌诊断方法

目的	Ⅰ级推荐	Ⅱ级推荐	Ⅲ级推荐
诊断	全结肠镜检查 + 活检 [a] 肛门指诊 [i]	腹部 / 盆腔增强 CT [b] 手术探查	
分期诊断 （肠镜确诊者）	胸部平扫或增强 CT 及 腹部 / 盆腔增强 CT [c]	胸部平扫 CT 及腹部 / 盆腔增强 MRI [d, e] 血清癌胚抗原（CEA） CA199	胸部 X 线片 腹部 / 盆腔超声（US）[e]
分期诊断（CT 不能 确诊肝转移瘤者）	肝脏平扫及增强 MRI [f]	肝脏细胞特异性造影剂增 强肝脏 MRI [f]	肝脏超声造影 [g]

【注释】

a 患者存在临床显性肠梗阻，鉴于结肠镜检查前肠道准备会加剧梗阻或造成穿孔，原则上禁止行
结肠镜检查。

b 患者不具备条件，或拒绝全结肠镜检查，或结肠镜不能检查全部结肠，建议清洁肠道后腹部 / 盆腔增强 CT 行结肠检查。

c 建议增强胸部 CT 诊断和鉴别诊断转移性淋巴结；建议可能的前提下应用连续薄层横轴位、冠状位和矢状位重建图像诊断和鉴别诊断结直肠癌肺转移瘤[1]。建议增强腹部及盆腔 CT 诊断卵巢转移和腹膜腔种植转移。

d 患者存在静脉造影的禁忌证，建议腹 / 盆腔增强 MRI 加非增强胸部 CT。

e CT 不能确定诊断卵巢转移时，建议盆腔 MRI 或妇科超声协助诊断，MRI 建议包含 T_2 加权（T_2 weighted imaging，T_2WI）、扩散加权（diffusion-weighted imaging，DWI）以及多期 T_1 加权增强成像序列[2]。

f CT 不能确诊肝转移瘤时，或需改变肝转移瘤治疗决策时：建议行肝脏 MRI，且包含 T_2WI、DWI 以及多期 T_1 加权增强成像序列，用于确定肝转移瘤数目、大小及分布；有条件者可直接选择肝脏细胞特异性造影剂增强 MRI，该方法更有助于检出 1cm 以下病灶，特别是化疗后 CT 所不能显示的转移瘤[3-4]。

g 有条件者可行肝脏超声造影或术中超声造影，进一步明确诊断肝转移瘤，特别是化疗后 CT 所不能显示的转移瘤[4]。

h 临床怀疑转移但其他影像检查无法确诊或重大治疗决策前（例如复发转移性患者存在治愈性治疗机会时），PET/CT 可用于发现可能存在的转移灶，从而避免过度治疗[5]；但不推荐 PET/CT 作为结肠癌诊断的常规检查。

i 肛门指诊能提供盆底是否存在肿瘤性病变征象，是腹膜转移的特异性临床征象。

2.2.2 直肠癌诊断方法

目的	I 级推荐	II 级推荐	III 级推荐
诊断	全结肠镜检查 + 活检 [a] 肛门指诊 [i]	乙状结肠镜检查 + 活检 经肛门肿物活检 盆腔平扫及增强 CT [b]	
分期诊断 - 原发瘤 （肠镜确诊者）	盆腔高分辨率 MRI [j] 经直肠超声 [j]	盆腔平扫及增强 CT [k]	
分期诊断 - 远处转移 （肠镜确诊者）	胸部平扫或增强 CT 及 腹部 / 盆腔增强 CT [c]	胸部平扫 CT 及腹部 / 盆腔增强 MRI [d, e] 血清癌胚抗原（CEA） CA199	胸部 X 线片 腹盆超声（US）[e]
分期诊断 （CT 不能确诊肝转移瘤者）	肝脏平扫及增强 MRI [f]	肝脏细胞特异性造影剂 增强肝脏 MRI [f]	肝脏超声造影 [g]

【注释】

a~h　同上述结肠癌注释。

i　尽管不能作为诊断的客观依据，但强调临床医师对所有怀疑直肠癌患者行肛门指诊。

j　盆腔高分辨率 MRI 是诊断直肠癌 cT_3 及以上分期、cN 分期、直肠系膜筋膜（mesorectal fascia, MRF）、壁外血管侵犯（extramural vascular invasion，EMVI）和肛管结构的最优影像方法[6]。直肠内置超声及 MRI 行直肠癌 cT 分期诊断皆优于 CT，cT_2 及以下分期直肠内置超声优于 MRI[7]。

k　患者存在 MRI 扫描禁忌证时，建议行盆腔平扫及增强 CT。

2.2.3 附录

附录 2.2.3-1　直肠 - 肛管癌影像诊断内容

直肠癌位置 [6, 8-9]	肿瘤下缘与外括约肌下缘连线及耻骨直肠肌下缘折线距离；肿瘤所处象限（顺钟向点数）a, b
直肠癌临床 T 分期（cT）[9-10]	T_1：肿瘤侵犯黏膜及黏膜下层 T_2：肿瘤侵犯但未侵出固有肌层 T_3：肿瘤侵出固有肌层但未侵犯脏层腹膜 根据肿瘤侵入直肠系膜部分与固有肌层的垂直距离区分 T_3 亚型：T_{3a}（<1mm），T_{3b}（1~5mm），T_{3c}（>5~15mm），T_{3d}（>15mm） T_{4a}：肿瘤侵犯脏层腹膜 c T_{4b}：肿瘤侵犯邻近脏器或直肠系膜外结构但非仅仅为脏层腹膜 d
直肠癌临床 N 分期（cN）[10]	短径 ≥5mm，建议联合形态不规则、边界不清楚及信号/回声不均匀诊断转移性淋巴结 e

直肠 - 肛管癌影像诊断内容（续）

直肠癌侧方淋巴结转移影像诊断[11, 12]	侧方淋巴结包括闭孔淋巴结、髂内淋巴结和髂外淋巴结，短径 5~10mm 为侧方淋巴结疑似转移诊断阈值，短径 ≥ 10mm 为确定转移诊断阈值；新辅助治疗后，尚无被广泛认可的阈值诊断肿瘤残留，须 MDT 讨论后确定针对于侧方淋巴结的治疗方案 f
壁外血管侵犯（extramural vascular invasion，EMVI）[13]	直肠癌侵出固有肌层后侵犯周围血管并形成癌栓，即为 EMVI。MR 影像追踪观察直肠周围血管，根据血管形态不规则、血管流空征象部分或全部为肿瘤信号所代替，影像诊断为 EMVI g
直肠癌累及直肠系膜筋膜（mesorectal fascia，MRF+）影像诊断[6, 9, 10]	直肠癌原发灶、直肠系膜内转移性淋巴结及 EMVI 与 MRF 的距离 ≤ 1mm h
安全手术切除平面影像诊断[6, 9, 15]	原发肿瘤、直肠系膜内转移性淋巴结，及 EMVI 侵犯或侵出 MRF、肛提肌、耻骨直肠肌、内括约肌、内外括约肌间隙或外括约肌，根据肿瘤所在位置确定安全手术切除平面 i

【注释】

a 至今尚无统一的直肠定义，各专业可根据临床目的采用不同定义。例如，根据 2018 年 NCCN 指南第二版直肠定义，MRI 正中矢状位骶骨岬与耻骨联合上缘连线以下为直肠[15-16]。

b 直肠癌位置与风险度分层、治疗决策和手术方式密切相关；鉴于与病理环周切缘的密切关联性，推荐放射科医师标注直肠癌与耻骨直肠肌间距离和累及象限，特别是前 1/4 象限（顺钟位 10 点 ~2 点）。

c 直肠癌 cT_{4a} 期：直肠癌侵犯脏层腹膜而与 MRF 距离 >1mm，诊断为 T_{4a}MRF−；直肠癌侵犯脏层腹膜且在无脏层腹膜覆盖的区域同时与 MRF 的距离 ≤1mm 或侵犯 MRF，诊断为 T_{4a} 伴 MRF+[9]。

d 直肠癌 cT_{4b} 期：直肠癌侵犯盆腔脏器及结构，包括盆腔脏器（输尿管膀胱尿道、前列腺精囊腺、子宫宫颈阴道卵巢、小肠及结肠等）、直接侵犯而非血行转移盆腔骨骼、盆底肌肉（坐骨尾骨肌、梨状肌、闭孔肌、肛提肌、耻骨直肠肌、外括约肌等）、盆底神经、骶棘或骶结节韧带、直肠系膜外血管、脂肪等结构。

e 直肠癌 cN 分期：临床诊断的淋巴结转移依据，包括短径 ≥5mm、形态不规则、边界不清楚、信号 / 回声不均匀；区域淋巴结包括直肠系膜、乙状结肠系膜远端、直肠上动静脉旁、髂内淋巴结，报告为 cN 分期；非区域淋巴结包括髂外、髂总、闭孔及腹股沟淋巴结，报告为 cM 分期；如为直肠癌向下侵犯肛管达齿状线（耻骨直肠肌）以下，腹股沟淋巴结考虑为区域淋巴结，报告为 cN 分期；推荐放射科医师标注淋巴结位置。

f 侧方淋巴结：下段直肠癌或 cT_{3-4} 等可被考虑为侧方淋巴结转移的高风险因素；新辅助治疗前，研究提示短径 ≥7mm 作为侧方淋巴结转移诊断阈值；新辅助治疗后，侧方淋巴结显著缩小或消失，则肿瘤残留概率低；新辅助治疗后髂内淋巴结 ≥4mm 或闭孔淋巴结 ≥6mm 是侧方淋巴结复发的高风险因素[11]。

g 癌结节（tumor deposit, TD）：有研究提出 TD 影像诊断依据可包括形态不规则、棘状突、信号或回声不均匀、位于血管走行区域、与直肠癌原发灶无直接连接[17]。TD 与直肠癌患者生存预后存在关联性，需密切关注。但是 TD 与完全被肿瘤侵犯的淋巴结存在影像学鉴别诊断困难。

h MRF：直肠癌原发灶、直肠系膜内转移性淋巴结及 EMVI 仅与 MRF 距离 ≤ 1mm，但未见侵犯脏层腹膜，诊断为 T_3MRF+；直肠癌原发灶侵犯 MRF 以外结构，诊断为 T_{4b}；在影像学能够明确诊断前述 TD 的前提下，TD 与 MRF 间距 ≤ 1mm 时，诊断为 MRF+。

i 安全手术切除平面：手术前需高分辨率 MRI 扫描确定直肠癌或癌组织所累及的解剖层面，包括 MRF、内括约肌、内外括约肌间隙、外括约肌、耻骨直肠肌及肛提肌；推荐影像科医师于影像可见的 MRF 区域标注 MRF+/–；推荐放射科医师根据平行于肛管的冠状位，判断并标注下段直肠癌或肛管癌所累及解剖层次，如累及内括约肌、内外括约肌间隙和 / 或外括约肌、记录为 anal+[9, 14]。

附录 2.2.3-2　ESMO-2017 指南提出直肠癌风险度分层[18]

1. 极低度风险：cT_1，SM_1，cN_0。
2. 低度风险：cT_1~cT_2，中 / 高位 $T_{3a/b}$，cN_0（或高位 cN_1）；MRF–；EMVI–。
3. 中度风险：极低位 [a]/ 中 / 高位 $cT_{3a/b}$，未累及肛提肌；cN_1~N_2（非结外种植）；MRF–；EMVI–。
4. 高度风险：$cT_{3c/d}$ 或极低位，未累及肛提肌；cN_1~N_2（结外种植）；MRF–；EMVI+。
5. 极高度风险：cT_3 并 MRF+；cT_{4b}，累及肛提肌；侧方淋巴结 +。

【注释】

a 至今尚无极低位直肠癌诊断标准[18]。

附录 2.2.3-3　评价直肠癌 - 肛管癌放化疗效果的影像诊断内容

评价直肠癌放化疗效果的影像方法[6, 9, 19-20]	推荐轴位小 FOV 高分辨 T_2WI 非抑脂序列、DWI 序列、放化疗前后 ADC 以及 ADC 变化值作为评价直肠癌疗效的主要方法和量化指标[a]；构建联合临床、影像和病理组学模型评价直肠癌治疗效果的准确性被不断证实，尚需高级别证据和软硬件开发以支持其临床实际应用
直肠癌新辅助放化疗与影像检查时间间隔[21]	为避免新辅助治疗后肠壁及肠周炎性水肿对于影像评价的干扰，推荐直肠癌新辅助放化疗与影像检查最佳时间间隔 6~8 周，根据治疗方案和目标不同推荐增加 8 周以上监测时间点[b]
基线直肠癌影像特征[6, 9, 19, 22]	放化疗前基线直肠癌 cT 及 cN 分期、EMVI、肿瘤径线或体积[c]、DWI 示肿瘤高信号、ADC 值是评价治疗效果的重要参照依据
放化疗后直肠癌影像特征[6, 9, 19, 22-23]	放化疗后直肠癌、直肠系膜内转移性淋巴结及 EMVI 退缩后表现：纤维组织或黏液替代全部或部分肿瘤组织[d]、肿瘤径线或体积变化、ADC 变化值可作为评价治疗效果的依据
诊断放化疗后直肠癌 cCR 的影像依据[6, 9, 22-24]	建议对比观察治疗前后 MRI，治疗后高分辨 T_2WI 非抑脂序列和 DWI 序列未见肿瘤信号，原肿瘤区域 ADC 与周围肠壁无明确差异，上述 MR 影像特征将成为诊断 cCR 的依据之一；当 MRI 诊断 cCR 存在困难时，PET/CT 可用于辅助诊断

a 推荐直肠癌治疗前后的盆腔 MR 影像扫描参数及角度保持一致；可于检查前清洁直肠并灌入适量超声用凝胶。

b 根据 TNT、巩固化疗及免疫治疗等治疗方法差异，推荐放化疗结束后与手术时间间隔于 8 周外再增加 6~12 周。

c 推荐结合多角度扫描测量肿瘤最大长径和最大厚度；于肿瘤轴位逐层勾画仅包含肿瘤的面积后计算体积。

d T_2WI 非抑脂及 DWI 序列原肿瘤区域及 EMVI 存在肿瘤与纤维信号混杂即为不完全缓解；原转移性淋巴结短径仍 ≥ 5mm 即为不完全缓解；原肿瘤灶、EMVI 及淋巴结存在黏液成分将难以与肿瘤相区分。

e MRI 诊断 cCR 影像特征并不能达成广泛一致，但原肿瘤原发灶和 EMVI 于 T_2WI 非抑脂及 DWI 序列中未见肿瘤信号或仅残留纤维组织，以及原淋巴结消失或短径小于 5mm 是绝大多数研究诊断 cCR 时采用的特征。

f ymrMRF/anal+：直肠癌原发灶、直肠系膜内转移性淋巴结及 EMVI 残存肿瘤信号；原含肿瘤部分 DWI 高信号与 MRF/anal 距离 ≤ 1mm。

h 安全手术切除平面：手术前需根据 ymrMRF/anal 确定安全手术切面。

附录 2.2.3-4 推荐直肠癌或肛管癌结构化报告的内容和结论

1. 放化疗前报告内容：肿瘤下缘与外括约肌下缘连线及耻骨直肠肌下缘折线距离、肿瘤所处象限；肿瘤浸润深度及与周围结构及脏器的相对关系；区域淋巴结位置、大小及数目；EMVI 评分；

MRF+/- 或 anal+/-；侧方淋巴结大小及数目；非区域淋巴结位置、大小及数目；肝转移、腹腔种植转移、肺转移等远处转移状况；相关血管及肠管解剖变异等。

2. 放化疗前报告结论：直肠癌 cT 分期；cN 分期；EMVI+/-；MRF+/-；anal+/-；侧方淋巴结 +/-；（需报告非区域淋巴结转移）。

3. 放化疗后报告内容：治疗后残存肿瘤下缘与外括约肌下缘连线及耻骨直肠肌下缘折线距离、所处象限；残存肿瘤浸润深度及与周围结构及器官的相对关系；区域淋巴结转移位置、大小及数目变化；EMVI 评分；MRF+/- 或 anal+/- 持续阳性 / 阳性退缩为阴性；侧方淋巴结位置、大小及数目变化；非区域淋巴结转移位置、大小及数目变化；肝转移、腹腔种植转移、肺转移等远处转移状况；相关血管及肠管解剖变异等。

4. 放化疗后报告结论：直肠癌 ymrcT 分期；ymrcN 分期；ymrEMVI、ymrMRF、ymranal，以及侧方淋巴结持续阳性 / 阳性退缩为阴性 / 持续阴性；（需报告非区域淋巴结变化）。

参考文献

[1] LI J, YUAN Y, YANG F, et al. Expert consensus on multidisciplinary therapy of colorectal cancer with lung metasta-ses (2019 edition). J Hematol Oncol, 2019, 12 (1): 16.

[2] VAN'T SANT I, ENGBERSEN MP, BHAIROSING PA, et al. Diagnostic performance of imaging for the detection of peritoneal metastases: A meta-analysis. Eur Radiol, 2020, 30 (6): 3101-3112.

[3] TSILI AC, ALEXIOU G, NAKA C, et al. Imaging of colorectal cancer liver metastases using contrast-enhanced US,

multidetector CT, MRI, and FDG PET/CT: A meta-analysis. Acta Radiol, 2021, 62 (3): 302-312.

[4] MUADDI H, SILVA S, CHOI WJ, et al. When is a ghost really gone？A systematic review and meta-analysis of the accuracy of imaging modalities to predict complete pathological response of colorectal cancer liver metastases after chemotherapy. Ann Surg Oncol, 2021, 28 (11): 6805-6813.

[5] MOULTON CA, GU CS, LAW CH, et al. Effect of PET before liver resection on surgical management for colorectal adenocarcinoma metastases: A randomized clinical trial. JAMA, 2014, 311 (18): 1863-1869.

[6] FERNANDES MC, GOLLUB MJ, BROWN G. The importance of MRI for rectal cancer evaluation. Surg Oncol, 2022, 43: 101739.

[7] O'CONNELL E, GALVIN R, MCNAMARA DA, et al. The utility of preoperative radiological evaluation of early rectal neoplasia: A systematic review and meta-analysis. Colorectal Dis, 2020, 22 (9): 1076-1084.

[8] ROODBEEN SX, DE LACY FB, VAN DIEREN S, et al. Predictive factors and risk model for positive circumferential resection margin rate after transanal total mesorectal excision in 2653 patients with rectal cancer. Ann Surg, 2019, 270 (5): 884-891.

[9] LAMBREGTS D, BOGVERADZE N, BLOMQVIST LK, et al. Current controversies in TNM for the radiological staging of rectal cancer and how to deal with them: Results of a global online survey and multidisciplinary expert consensus. Eur Radiol, 2022, 32 (7): 4991-5003.

[10] AL-SUKHNI E, MILOT L, FRUITMAN M, et al. Diagnostic accuracy of MRI for assessment of T category, lymph node metastases, and circumferential resection margin involvement in patients with rectal cancer: A systematic review and meta-analysis. Ann Surg Oncol, 2012, 19 (7): 2212-2223.

[11] ZHOU ZG, ZHANG ZT, WANG ZQ, et al. Chinese expert consensus on the diagnosis and treatment for lateral lymph node metastasis of rectal cancer (2024 edition). 2024, 27 (1): 1-14.

[12] ROONEY S, MEYER J, AFZAL Z, et al. The role of preoperative imaging in the detection of lateral lymph node

metastases in rectal cancer: A systematic review and diagnostic test meta-analysis. Dis Colon Rectum, 2022, 65 (12): 1436-1446.

[13] ROULEAU FOURNIER F, MOTAMEDI M, BROWN CJ, et al. Oncologic outcomes associated with MRI-detected extramural venous invasion (mrEMVI) in rectal cancer: A systematic review and meta-analysis. Ann Surg, 2022, 275 (2): 303-314.

[14] BATTERSBY NJ, HOW P, MORAN B, et al. Prospective validation of a low rectal cancer magnetic resonance imaging staging system and development of a local recurrence risk stratification model: The MERCURY II study. Ann Surg, 2016, 263 (4): 751-760.

[15] BENSON AB, VENOOK AP, AL-HAWARY MM, et al. Rectal cancer, version 2. 2018, NCCN clinical practice guidelines in oncology. J Natl Compr Canc Netw, 2018, 16 (7): 874-901.

[16] 日本大肠癌研究会. 大肠癌处理规约. 9版. 东京: 金原出版株式会社, 2018.

[17] LORD AC, CORR A, CHANDRAMOHAN A, et al. Assessment of the 2020 NICE criteria for preoperative radiotherapy in patients with rectal cancer treated by surgery alone in comparison with proven MRI prognostic factors: A retrospective cohort study. Lancet Oncol, 2022, 23 (6): 793-801.

[18] GLYNNE-JONES R, WYRWICZ L, TIRET E, et al. Rectal cancer: ESMO clinical practice guidelines for diagnosis, treatment and follow-up. Ann Oncol, 2017, 28 (suppl_4): iv22-iv40.

[19] CHEN K, SHE HL, WU T, et al. Comparison of percentage changes in quantitative diffusion parameters for assessing pathological complete response to neoadjuvant therapy in locally advanced rectal cancer: A meta-analysis. Abdom Radiol (NY), 2021, 46 (3): 894-908.

[20] FENG L, LIU Z, LI C, et al. Development and validation of a radiopathomics model to predict pathological complete response to neoadjuvant chemoradiotherapy in locally advanced rectal cancer: A multicentre observational study. Lancet Digit Health, 2022, 4 (1): e8-e17.

[21] DU D, SU Z, WANG D, et al. Optimal interval to surgery after neoadjuvant chemoradiotherapy in rectal cancer: A systematic review and meta-analysis. Clin Colorectal Cancer, 2018, 17 (1): 13-24.

[22] BATES D, HOMSI ME, CHANG KJ, et al. MRI for rectal cancer: Staging, mrCRM, EMVI, lymph node staging and post-treatment response. Clin Colorectal Cancer, 2022, 21 (1): 10-18.

[23] CHEN S, LI N, TANG Y, et al. The prognostic value of MRI-detected extramural vascular invasion (mrEMVI) for rectal cancer patients treated with neoadjuvant therapy: A meta-analysis. Eur Radiol, 2021, 31 (12): 8827-8837.

[24] CERCEK A, LUMISH M, SINOPOLI J, et al. PD-1 Blockade in mismatch repair-deficient, locally advanced rectal cancer. N Engl J Med, 2022, 386 (25): 2363-2376.

2.3 病理学诊断原则

	I 级推荐			II 级推荐	III 级推荐
	大体检查	镜下检查	免疫组织化学 / 分子病理检测		
活检 [a] （含内镜活检或肿物穿刺活检）	组织大小和数目	明确病变性质和类型 肿瘤 / 非肿瘤 良性 / 恶性 组织学类型 组织学分级	错配修复（mismatch repair, MMR）蛋白表达 [m]/MSI [n]	用于鉴别诊断的免疫组化标志物检测 [l]	
腺瘤局部切除标本 [a, b] （套圈切除 / 内镜下黏膜切除术 / 内镜黏膜下剥离术）	肿瘤大小 有蒂 / 无蒂	腺瘤类型 异型增生 / 上皮内瘤变级别（高级别 / 低级别） 伴有浸润性癌时 [c]： 组织学类型 组织学分级 浸润深度 侧切缘和基底切缘 脉管侵犯 肿瘤出芽 [q]	MMR 蛋白表达 [m]/ MSI [n]	用于鉴别诊断的免疫组化标志物检测 [l]	

病理学诊断原则（续）

	I 级推荐			II 级推荐	III 级推荐
	大体检查	镜下检查	免疫组织化学 / 分子病理检测		
根治术标本 [a], [d]	标本类型 肿瘤部位 肠段长度 肿瘤大体类型 肿瘤大小 肿瘤距离两侧切缘距离 有无穿孔 TME 标本系膜完整性 [e] 淋巴结检出数目、大小和分组 [g]	组织学类型 [h] 组织学分级 [i] 浸润深度 脉管侵犯 神经侵犯 两侧切缘 环周切缘 [f] 淋巴结转移数和总数 癌结节数目 肿瘤出芽 [q] TNM 分期 [j] 肿瘤退缩分级（TRG）[k]	MMR 蛋白表达 [m]/MSI [n]	用于鉴别诊断的免疫组化标志物检测 [l] RAS 和 BRAF 基因突变检测 [o], [p]	
转移性结直肠癌手术 / 活检标本	同上	同上	MMR 蛋白表达 [m]/MSI [n] RAS 和 BRAF 基因突变检测 [o], [p]		HER-2 状态 NTRK 融合 POLE/POLD1 基因突变检测 [r]

结直肠癌的诊断原则

【注释】

a 所有标本应及时固定（离体 30 分钟内固定最佳），使用新鲜的 3.7% 中性缓冲甲醛固定液，固定液的量应为组织的 10 倍，固定时间 8~48 小时。

b 标本应由内镜或手术医师充分展开，黏膜面向上，在标本边缘用大头针于软木板或泡沫板上钉板固定。应每隔 2~3mm 垂直于黏膜面切开全部取材。

c 腺瘤伴浸润性癌是指腺瘤含有穿透黏膜肌层浸润到黏膜下层的腺癌（pT_1）。腺瘤伴高级别上皮内瘤变包括腺瘤伴重度异型增生、原位癌和黏膜内癌。"高级别腺癌""肿瘤距离切缘小于1mm""脉管侵犯"和"高级别（3 级）肿瘤出芽"为预后不良因素[1]。

d 根治术标本，通常沿肿瘤对侧剪开肠管后固定，建议钉板固定。

e 全直肠系膜切除术（total mesorectal excision，TME）的直肠癌标本，系膜完整性评估标准见附表 1[2-3]。

f 环周切缘是指没有腹膜覆盖的肠壁"基底"切缘，建议手术医师在环周切缘处涂色或加以标识。环周切缘阳性是指肿瘤距离切缘 ≤ 1mm[4]。

g 淋巴结按淋巴引流方向进行取材并分组（肠旁、中间、中央），未经新辅助治疗的根治术标本，检出淋巴结总数原则上不少于 12 枚。若第一次未找到 12 枚淋巴结，建议复检。

h 结直肠癌组织学分型参考 WHO 消化系统肿瘤分类 2019 版[5]（附表 2）。

i 组织学分级包括传统的 4 级分法和 WHO 分类的 2 级分法，基于腺体形成的程度（附表 3）。

j TNM 病理分期（pTNM）采用 AJCC/UICC 第 8 版[6]，详细参见"2.4 分期"。pTNM 前加前缀 m、r 和 y 分别代表多发性原发肿瘤、复发性肿瘤和治疗后肿瘤的 TNM 病理分期。

k 肿瘤退缩分级（TRG）的病理学评估依据残留肿瘤成分以及纤维化程度进行分析。推荐使用 AJCC 第 8 版 TRG 评分系统（附表 4）。

l 根据鉴别目的选取，结直肠腺癌典型的免疫表型为 CK7$^-$/CK20$^+$/CDX2$^+$。

m 错配修复（MMR）蛋白的检测：免疫组织化学方法检测 4 个常见 MMR 蛋白（MLH1、MSH2、MSH6 和 PMS2）的表达，阳性表达定位于细胞核。任何 1 个蛋白表达缺失为 dMMR（错配修复功能缺陷），所有 4 个蛋白表达均为阳性为 pMMR（错配修复功能完整）。

n 微卫星不稳定性（microsatellite instability，MSI）：目前常用的检测 panel 包括由 2 个单核苷酸重复位点和 3 个双碱基重复位点组成的 NCI Panel（BAT-25、BAT-26、D5S346、D17S250、D2S123），和由 5 个单核苷酸组成的 Promega Panel（BAT-25、BAT-26、NR-21、NR-24、MONO-27）。判断标准为：所有 5 个位点均稳定为 MSS（微卫星稳定）、1 个位点不稳定为 MSI-L（微卫星低度不稳定）、2 个及 2 个以上位点不稳定为 MSI-H（微卫星高度不稳定）。MSI 多由 *MMR* 基因突变及功能缺失导致，也可以通过检测 MMR 蛋白缺失来反映 MSI 状态。一般而言，dMMR 相当于 MSI-H，pMMR 相当于 MSI-L 或 MSS。dMMR/MSI-H 的结直肠癌治疗具有特殊性。

o *RAS* 和 *BRAF* 基因突变检测：检测位点包括 *KRAS* 和 *NRAS* 基因的第 2、3、4 号外显子及 *BRAF* 基因的 V600E。结直肠癌原发灶与转移灶的 *RAS* 和 *BRAF* 基因状态一致性较好，基于样本的可获取性，原发灶及转移灶均可进行检测[7]。当原发灶和转移灶对治疗反应不一致时，建议对原发灶和转移灶都进行检测。除在转移性结直肠癌中具有疗效预测作用外[8-9]，*RAS* 和 *BRAF* 基因状态对结直肠癌患者也具有预后指导意义[6, 10-12]。

p 基因突变检测可采用 DNA 直接测序法或 ARMS 法。对于 *KRAS* 突变检测，除了第 2、3、4 号外显子外，还需注意检测方法是否覆盖其他重要的基因突变区域和突变形式（如 G12C、G12D 突变形式）。如果 AMRS 法检测到涵盖 G12C 和 G12D 管阳性时，应进一步用单管单位点 ARMS 或 Sanger 测序进一步明确其突变的形式，以更好指导后续治疗。通量更高、速度更快的高通量测序技术（high-throughput sequencing）或称二代测序技术（next-generation sequencing technology，NGS）也逐步运用于临床基因检测。使用获得认证的 NGS 技术平台和检测产品，经过严格的质量控制，执行规范的操作流程，才能确保检测结果的准确性[13-14]。建议在检测报告中明确基因状态（如野生、突变或可疑）。使用 NGS 等定量检测方法检测 *RAS* 和 *BRAF* 基因突变时，建议以 5% 作为突变丰度的截断值[6, 15]。

q 肿瘤出芽是指在浸润性癌的浸润侧前沿，间质内散在的单个肿瘤细胞或 ≤ 4 个肿瘤细胞的细胞簇。研究表明，肿瘤出芽是 II 期结直肠癌预后相关指标[16-18]。在 pT_1 结直肠癌中，高级别肿瘤出芽与淋巴结转移风险增高有关[19]。2017 年发表的《基于肿瘤出芽国际共识（ITBCC）2016》得到较为广泛的认同，可参照该共识对结直肠癌肿瘤出芽进行分级和报告。肿瘤出芽分级为三级分法，具体方法：在 20 倍目镜（0.785mm）下选定一个热点区域进行瘤芽计数，0~4 个为 1 级（低级别），5~9 个为 2 级（中级别），≥ 10 个为 3 级（高级别）[20]。

r 抗 HER-2 治疗、NTRK 抑制剂和免疫检查点抑制剂的使用在结直肠癌治疗中得到越来越多的重视。有条件的情况下，对标准治疗后失败的结直肠癌患者可以进行 HER-2 状态、*NTRK* 基因融合和 *POLE/POLD1* 基因突变的检测。HER-2 状态的检测方法类似乳腺癌和胃癌，可以采用免疫组织化学和荧光原位杂交（FISH）的方法。目前结直肠癌 HER-2 阳性的判断标准仅来自临床研究，尚未建立经过权威机构认证的伴随诊断的判读标准。在一项结果为阳性的临床研究中，免疫组织化学检测 HER-2 阳性定义：大于 50% 的肿瘤细胞呈现 3+ 阳性（细胞膜的基底和侧边或整个胞膜呈强阳性着色）；HER-2 评分为 2+ 的患者应通过 FISH 检测进一步明确 HER-2 状态，*HER-2* 基因扩增的阳性定义为大于 50% 的肿瘤细胞 HER-2/CEP17 比值 $\geqslant 2.0$ [21]。*NTRK* 基因融合在结直肠癌中非常罕见，发生率约为 0.35%，仅限于 *RAS* 和 *BRAF* 野生型的结直肠癌，且绝大多数为 dMMR/MSI-H 的结直肠癌[22]。检测 *NTRK* 基因融合的方法有多种，免疫组织化学染色是一种快速、经济的初筛方法，但对 *NTRK* 基因融合仍需使用 FISH 或 NGS 方法进行验证[23-24]。*POLE/POLD1* 基因是 DNA 合成和损伤应答相关基因，部分发生在 POLE/POLD1 蛋白 DNA 外切酶结构域的突变会导致肿瘤超突变[25]。这种功能性突变使肿瘤中免疫原性突变数量和质量提高，T 细胞被激活、功能增强，改善肿瘤免疫微环境，因此预后较好且对免疫治疗更敏感[26-27]。2%~8% 的 MSS/pMMR 型结直肠癌具有体细胞 *POLE* 功能性突变，而 *POLD1* 突变极其罕见[25]。可以用单基因测序的方法进行检测，但大 panel 的 NGS 不仅可以检测到包括 *POLE/POLD1* 在内的基因改变，也可以获得肿瘤突变负荷（TMB）等数据。使用获得认证的技术平台和检测产品，经过严格的质量控制，执行规范的操作流程，才能确保检测结果的准确性。

s 循环肿瘤 DNA（ctDNA）检测在复发风险预测[28]，微小残留病灶（MRD）评估，从而更早提示肿瘤复发[29-30]，对 Ⅱ 期结肠癌患者危险度精确分层从而指导化疗运用[31]等方面发挥了重要作用。目前主流的 ctDNA 检测技术有 tumor-informed（定制化 panel）和 tumor-agnostic（固定 panel）两种方案。前者先对肿瘤组织进行全外显子测序，针对发现的位点进行个性化定制，再利用扩增子技术对血浆中的 ctDNA 进行扩增，可以实现超高深度测序，具有高度的灵敏度和准确度，但成本相对较高、无法发现新发突变和继发耐药突变。后者是基于血浆的固定 panel 检测，覆盖位点相对多，可以达到中高深度测序，适用性较好、成本相对较低，但灵敏度较低，可能漏检固定 panel 没有覆盖的位点。实际工作中需运用经过临床验证的方法。

附表 1　直肠系膜完整性的判定标准

完整性评价	直肠系膜	缺失	锥形	环周切缘
完整	完整系膜组织，光滑	深度不大于 5mm	无	光滑、规则
较完整	中等块系膜组织，不规则	深度大于 5mm，但未到达固有肌层	不明显	不规则
不完整	小块系膜组织	深达固有肌层	是	不规则

附表 2　结直肠癌 WHO 组织学分型

非特殊类型腺癌
特殊类型腺癌
黏液腺癌
印戒细胞癌
髓样癌
锯齿状腺癌
微乳头状癌
腺瘤样腺癌
腺鳞癌
伴肉瘤样成分的癌

附表 3 组织学分级与组织学分型的关系

分级方法		组织学分型
2 级分法	4 级分法	
低级别	1 级	高分化腺癌
	2 级	中分化腺癌
高级别	3 级	低分化腺癌
	4 级	

附表 4 TRG 评分

肿瘤退缩评级	注释
0（完全退缩）	镜下无可见的肿瘤细胞*
1（接近完全退缩）	镜下仅见单个或小灶肿瘤细胞*
2（部分退缩）	有明显退缩但残余肿瘤多于单个或小灶肿瘤细胞*
3（退缩不良或无退缩）	残余肿瘤范围广泛，无明显退缩

注：TRG 评分仅限于原发肿瘤经放化疗后的病灶评估。

*肿瘤细胞是指存活的细胞，不包括退变、坏死细胞；无细胞成分的黏液湖不能被评估为肿瘤残留。

参考文献

［1］ COOPER HS. Pathology of endoscopically removed malignant colorectal polyp. Curr Diagn Pathol, 2007, 13 (6): 423-437.

［2］ Rectal cancer, version 3, 2022. Clinical practice guidelines in oncology (NCCN Guidelines).[2024-03-01]. www. nccn. org.

［3］ PARFITT JR, DRIMAN DK. The total mesorectal excision specimen for rectal cancer: A review of its pathological assessment. J Clin Pathol, 2007, 60 (8): 849-855.

［4］ NAGTEGAAL ID, MARIJNEN CA, KRANENBARG EK, et al. Circumferential margin involvement is still an important predictor of local recurrence in rectal carcinoma: Not one millimeter but two millimeters is the limit. Am J Surg Pathol, 2002, 26 (3): 350-357.

［5］ WHO CLASSIFICATION OF TUMOURS EDITORIAL BOARD. Digestive system tumours. 5th ed. Lyon: International Agency for Reaserach on Cancer, 2019.

［6］ AMIN MB, EDGE SB, GREENE FL, et al. AJCC cancer staging manual. 8th ed. Chicago: Springer, 2017.

［7］ SEPULVEDA AR, HAMILTON SR, ALLEGRA CJ, et al. Molecular biomarkers for the evaluation of colorectal cancer: Guideline from the American Society for Clinical Pathology, College of American Pathologists, Association for Molecular Pathology, and the American Society of Clinical Oncology. J Clin Oncol, 2017, 35 (13): 1453-1486.

［8］ QIN S, LI J, WANG L, et al. Efficacy and tolerability of first-line cetuximab plus leucovorin, fluorouracil, and oxaliplatin (FOLFOX-4) versus FOLFOX-4 in patients with RAS wild-type metastatic colorectal cancer: The open-label, randomized, phase Ⅲ TAILOR trial. J Clin Oncol, 2018, 36 (30): 3031-3039.

[9] KOPETZ S, GROTHEY A, YAEGER R, et al. Encorafenib, binimetinib, and cetuximab in BRAF V600E-mutated colorectal cancer. N Engl J Med, 2019, 381 (17): 1632-1643.

[10] SINICROPE FA, SHI Q, SMYRK TC, et al. Molecular markers identify subtypes of stage Ⅲ colon cancer associated with patient outcomes. Gastroenterology, 2015, 148 (1): 88-99.

[11] GAVIN PG, COLANGELO LH, FUMAGALLI D, et al. Mutation profiling and microsatellite instability in stage Ⅱ and Ⅲ colon cancer: An assessment of their prognostic and oxaliplatin predictive value. Clin Cancer Res, 2012, 18 (23): 6531-6541.

[12] GUO TA, WU YC, TAN C, et al. Clinicopathologic features and prognostic value of KRAS, NRAS and BRAF mutations and DNA mismatch repair status: A single-center retrospective study of 1, 834 Chinese patients with stage Ⅰ - Ⅳcolorectal cancer. Int J Cancer, 2019, 145 (6): 1625-1634.

[13] Colon Cancer, Version 4, 2019. Clinical Practice Guidelines in Oncology (NCCN Guidelines).[2024-03-01]. www. nccn. org.

[14] LI MM, DATTO M, DUNCAVAGE EJ, et al. Standards and guidelines for the interpretation and reporting of sequence variants in cancer: A joint consensus recommendation of the Association for Molecular Pathology, American Society of Clinical Oncology, and College of American Pathologists. J Mol Diagn, 2017, 19 (1): 4-23.

[15] 《结直肠癌分子生物标志物检测专家共识》编写组 . 结直肠癌分子生物标志物检测专家共识 . 中华病理学杂志 , 2018, 47 (4): 237-240.

[16] LEE V, CHAN KF. Tumor budding and poorly-differentiated cluster in prognostication in stage Ⅱ colon cancer. Pathol Res Pract, 2018, 214 (3): 402-407.

[17] ROMITI A, ROBERTO M, MARCHETTI P, et al. Study of histopathologic parameters to define the prognosis of stage Ⅱ colon cancer. Int J Colorectal Dis, 2019, 34 (5): 905-913.

[18] COSTAS-CHAVARRI A, NANDAKUMAR G, TEMIN S, et al. Treatment of patients with early-stage colorectal

cancer: ASCO resource-stratified guideline. J Glob Oncol, 2019, 5: 1-19.

[19] PAI RK, CHENG YW, JAKUBOWSKI MA, et al. Colorectal carcinomas with submucosal invasion (pT1): Analysis of histopathological and molecular factors predicting lymph node metastasis. Mod Pathol, 2017, 30 (1): 113-122.

[20] LUGLI A, KIRSCH R, AJIOKA Y, et al. Recommendations for reporting tumor budding in colorectal cancer based on the International Tumor Budding Consensus Conference (ITBCC) 2016. Mod Pathol, 2017, 30 (9): 1299-1311.

[21] SARTORE-BIANCHI A, TRUSOLINO L, MARTINO C, et al. Dual-targeted therapy with trastuzumab and lapatinib in treatment-refractory, KRAS codon 12/13 wild-type, HER2-positive metastatic colorectal cancer (HERACLES): A proof-of-concept, multicentre, open-label, phase 2 trial. Lancet Oncol, 2016, 17 (6): 738-746.

[22] COCCO E, BENHAMIDA J, MIDDHA S, et al. Colorectal carcinomas containing hypermethylated MLH1 promoter and wild-type BRAF/KRAS are enriched for targetable kinase fusions. Cancer Res, 2019, 79 (6): 1047-1053.

[23] HECHTMAN JF, BENAYED R, HYMAN DM, et al. Pan-Trk immunohistochemistry is an efficient and reliable screen for the detection of NTRK fusions. Am J Surg Pathol, 2017, 41 (11): 1547-1551.

[24] SOLOMON JP, LINKOV I, ROSADO A, et al. NTRK fusion detection across multiple assays and 33, 997 cases: Diagnostic implications and pitfalls. Mod Pathol, 2020, 33 (1): 38-46.

[25] FORGO E, GOMEZ AJ, STEINER D, et al. Morphological, immunophenotypical and molecular features of hyper-mutation in colorectal carcinomas with mutations in DNA polymerase M (POLE). Histopathology, 2020, 76 (3): 366-374.

[26] MA X, RIAZ N, SAMSTEIN RM, et al. Functional landscapes of POLE and POLD1 mutations in checkpoint block-ade-dependent antitumor immunity. Nat Genet, 2022, 54 (7): 996-1012.

[27] KELLY RJ, BEVER K, CHAO J, et al. Society for Immunotherapy of Cancer (SITC) clinical practice guideline on immunotherapy for the treatment of gastrointestinal cancer. J Immunother Cancer, 2023, 11 (6): e006658.

[28] REINERT T, HENRIKSEN TV, CHRISTENSEN E, et al. Analysis of plasma cell-free DNA by ultradeep sequenc-

ing in patients with stages Ⅰ to Ⅲ colorectal cancer. JAMA Oncol, 2019, 5 (8): 1124-1131.

[29] CHEN G, PENG J, XIAO Q, et al. Postoperative circulating tumor DNA as markers of recurrence risk in stages Ⅱ to Ⅲ colorectal cancer. J Hematol Oncol, 2021, 14 (1): 80.

[30] HENRIKSEN TV, TARAZONA N, FRYDENDAHL A, et al. Circulating tumor DNA in Stage Ⅲ colorectal cancer, beyond minimal residual disease detection, toward assessment of adjuvant therapy efficacy and clinical behavior of recurrences. Clin Cancer Res, 2022, 28 (3): 507-517.

[31] TIE J, COHEN JD, LAHOUEL K, et al. Circulating tumor DNA analysis guiding adjuvant therapy in stage Ⅱ colon cancer. N Engl J Med, 2022, 386 (24): 2261-2272.

2.4　分期

本指南采用 UICC/AJCC TNM 分期系统（2017 年第 8 版）[1]，适用于原发于结肠和直肠的病理类型为腺癌、鳞状细胞癌、高级别神经内分泌癌的肿瘤。本分期系统不适用阑尾癌。

本分期系统的详细内容如下。

2.4.1　T、N、M 的定义

原发肿瘤（T）

T_x　原发肿瘤无法评价

T_0　无原发肿瘤证据

T_{is}　原位癌，黏膜内癌（肿瘤侵犯黏膜固有层但未突破黏膜肌层）

T_1　肿瘤侵犯黏膜下层（肿瘤突破黏膜肌层但未累及固有肌层）

T_2　肿瘤侵犯固有肌层

T_3　肿瘤穿透固有肌层到达结直肠旁组织

T_{4a}　肿瘤穿透脏层腹膜（包括肉眼可见的肿瘤部位肠穿孔，以及肿瘤透过炎症区域持续浸润到达脏层腹膜表面）

T_{4b}　肿瘤直接侵犯或附着于邻近器官或结构

区域淋巴结（N）

N_x　区域淋巴结无法评价

N$_0$　无区域淋巴结转移

N$_1$　有 1~3 枚区域淋巴结转移（淋巴结中的肿瘤直径 ≥ 0.2mm）或无区域淋巴结转移，但存在任意数目的肿瘤结节（tumor deposit，TD）

　　N$_{1a}$　有 1 枚区域淋巴结转移

　　N$_{1b}$　有 2~3 枚区域淋巴结转移

　　N$_{1c}$　无区域淋巴结转移，但浆膜下、肠系膜内或无腹膜覆盖的结肠 / 直肠周围组织内有肿瘤结节

N$_2$　有 4 枚及以上区域淋巴结转移

　　N$_{2a}$　有 4~6 枚区域淋巴结转移

　　N$_{2b}$　有 ≥ 7 枚区域淋巴结转移

远处转移（M）

M$_x$　远处转移无法评价

M$_0$　影像学检查无远处转移，即远隔部位和器官无转移肿瘤存在的证据（该分类不应该由病理医师来判定）

M$_1$　存在一个或多个远隔部位、器官或腹膜的转移

　　M$_{1a}$　远处转移局限于单个远离部位或器官，无腹膜转移

　　M$_{1b}$　远处转移分布于两个及以上的远离部位或器官，无腹膜转移

　　M$_{1c}$　腹膜转移，伴或不伴其他部位或器官转移

2.4.2 解剖分期 / 预后组别

T	N	M	分期
T_{is}	N_0	M_0	0
T_1，T_2	N_0	M_0	I
T_3	N_0	M_0	II A
T_{4a}	N_0	M_0	II B
T_{4b}	N_0	M_0	II C
$T_1 \sim T_2$	N_1/N_{1c}	M_0	III A
T_1	N_{2a}	M_0	III A
$T_3 \sim T_{4a}$	N_1/N_{1c}	M_0	III B
$T_2 \sim T_3$	N_{2a}	M_0	III B
$T_1 \sim T_2$	N_{2b}	M_0	III B
T_{4a}	N_{2a}	M_0	III C
$T_3 \sim T_{4a}$	N_{2b}	M_0	III C
T_{4b}	$N_1 \sim N_2$	M_0	III C
任何 T	任何 N	M_{1a}	IV A
任何 T	任何 N	M_{1b}	IV B
任何 T	任何 N	M_{1c}	IV C

2.4.3 说明

T_{is}：包括肿瘤细胞局限于腺体基底膜（上皮内）或黏膜固有层（黏膜内），未穿过黏膜肌层到达黏膜下层。

T_{4b}：T_{4b} 的直接侵犯包括穿透浆膜侵犯其他肠段，并得到镜下诊断的证实（如盲肠癌侵犯乙状结肠），或者位于腹膜后或腹膜下肠管的肿瘤，穿破肠壁固有肌层后直接侵犯其他的脏器或结构，例如降结肠后壁的肿瘤侵犯左肾或侧腹壁，或者中下段直肠癌侵犯前列腺、精囊腺、宫颈或阴道。肉眼观察到肿瘤与邻近器官或结构粘连分期为 cT_{4b}，若显微镜下该粘连处未见肿瘤存在则分期为 pT_3。

TD：淋巴结有转移时，肿瘤种植的结节数目不纳入淋巴结计数，单独列出。

V 和 L 亚分期：用于表明是否存在血管和淋巴管浸润（LVI），而 PNI 则用以表示神经浸润。

前缀：cTNM 是临床分期，pTNM 是病理分期；前缀 y 用于接受新辅助治疗后的肿瘤分期（如 ypTNM），病理学完全缓解的患者分期为 $ypT_0N_0cM_0$，可能类似于 0 期或 1 期。前缀 r 用于经治疗获得一段无瘤间期后复发的患者（rTNM）。

参考文献

［1］ AMIN MB, EDGE SB, GREENE FL, et al. AJCC cancer staging manual. 8th ed. Chicago: Springer, 2017.

结直肠癌的诊断原则

3　结肠癌的治疗原则

3.1 非转移性结肠癌的治疗

3.1.1 可切除结肠癌的治疗

3.1.1.1 内镜治疗

3.1.1.1.1 内镜治疗策略

结肠腺瘤或部分 T_1 期结肠腺癌可采用内镜下治疗。

分期	分层	I 级推荐	II 级推荐	III 级推荐
腺瘤及 T_1N_0 期结肠癌 a, b, c, d	直径为 5~20mm 的带蒂息肉或无梗息肉	圈套切除术 a	EMR	
	1. 5~20mm 的平坦病变 2. >10mm 的广基病变怀疑为绒毛状腺瘤或广基锯齿状腺瘤 / 息肉 3. 可疑高级别上皮内瘤变 ≤20mm，预计可完整切除	EMR	ESD	
	>20mm 黏膜或黏膜下腺瘤 [2]	PEMR e	ESD	
	1. 部分 T_1 期（SM<1mm）结肠癌； 2. ≥20mm 的侧向发育型肿瘤； 3. 结肠息肉伴纤维化 [4-6]，≥25mm 的绒毛状腺瘤	ESD	手术治疗 f	

注：内镜下黏膜切除术（endoscopic mucosal resection，EMR），内镜黏膜下剥离术（endoscopic submucosal dissection，ESD），分步内镜下黏膜切除术（piecemeal endoscopic mucosal resection，PEMR）。

【注释】

a 所有无蒂息肉或怀疑癌变的息肉，均建议在明确病理后再决定是否镜下切除。各种特殊内镜检查方法有助于判断息肉的良恶性。

b T_1 期癌伴区域淋巴结转移的风险约为 15%，镜下局部切除无法明确淋巴结状态；在 T_1（SM）癌内镜治疗后，不仅局部行结肠镜检查，同时需检测肿瘤标志物癌胚抗原（CEA）、腹部超声、胸部和腹部 CT[1]。

c 确定治愈性内镜下切除 T_1 结肠癌组织学标准：①黏膜下浸润<1mm 的病变；②无淋巴血管侵犯的情况；③肿瘤分化好；④肿瘤出芽数目为 0；⑤肿瘤距切缘 ≥ 1mm[2-3]。

d 当切缘无法判断阴性还是阳性时，建议在 3~6 个月内复查内镜。如果切缘阴性可以在内镜治疗后 1 年内复查[4-5]。

e 较大的病变可能需要分步内镜下黏膜切除术（PEMR），但 PEMR 局部复发率较高，须加强监测[6]。

f 参见"3.1.1.2 手术治疗"部分。

参考文献

[1] TANAKA S, KASHIDA H, SAITO Y, et al. JGES guidelines for colorectal endoscopic submucosal dissection/endoscopic mucosal resection. Dig Endosc, 2015, 27 (4): 417-434.

[2] FUJIYA M, TANAKA K, DOKOSHI T, et al. Efficacy and adverse events of EMR and endoscopic submucosal dissection for the treatment of colon neoplasms: A meta-analysis of studies comparing EMR and endoscopic submucosal dissection. Gastrointest Endosc, 2015, 81 (3): 583-595.

[3] WATANABE T, MURO K, AJIOKA Y, et al. Japanese Society for Cancer of the Colon and Rectum (JSCCR) guidelines 2016 for the treatment of colorectal cancer. Int J Clin Oncol, 2018, 23 (1): 1-34.

[4] DE CEGLIE A, HASSAN C, MANGIAVILLANO B, et al. Endoscopic mucosal resection and endoscopic submucosal dissection for colorectal lesions: A systematic review. Crit Rev Oncol Hematol, 2016, 104: 138-155.

[5] FERLITSCH M, MOSS A, HASSAN C, et al. Colorectal polypectomy and endoscopic mucosal resection (EMR): European Society of Gastrointestinal Endoscopy (ESGE) Clinical Guideline. Endoscopy, 2017, 49 (3): 270-297.

[6] RIBEIRO M S, WALLACE M B. Endoscopic treatment of early cancer of the colon. Gastroenterol Hepatol (N Y), 2015, 11 (7): 445-452.

3.1.1.1.2 息肉镜下切除术后的处理策略

病理分期 [a]	分层	I 级推荐	II 级推荐	III 级推荐
高级别上皮内瘤变	无	观察		
$pT_1N_0M_0$ 带蒂息肉伴癌浸润	预后良好 [b]	观察		
$pT_1N_0M_0$ 广基息肉伴癌浸润		观察 [d]	结肠切除术 + 区域淋巴结清扫 [f]	
$pT_1N_0M_0$ 带蒂或广基息肉伴癌浸润	预后不良 [c]	结肠切除术 + 区域淋巴结清扫术 [e, f]		观察 [d]

【注释】

a 详见 "2.3 病理学诊断原则"。

b 具备以下全部因素 [1]：标本完整切除，切缘阴性且组织学特征良好（包括低级别，无血管、淋巴管浸润）。

c 具备以下因素之一 [1]：标本破碎，切缘未能评估或阳性（距切缘 1mm 内存在肿瘤或电刀切缘可见肿瘤细胞 [1-3]），具有预后不良的组织学特征（包括高级别、血管 / 淋巴管浸润）。此外有文献报道，在 pT_1 结直肠癌中，高级别肿瘤出芽与淋巴结转移风险增高有关（参见 "2.3 病理学诊断原则"文献 19)。

d 需告知患者：广基癌性息肉发生不良预后事件的比率会显著增加，包括疾病复发、病死率和血源性播散，主要与内镜下切除后切缘阳性有较大关系[4-7]。

e 预后不良者建议行结肠切除和区域淋巴结清扫[1, 8-9]。

f 所有局部切除术或结肠切除术均可选择传统剖腹手术或腹腔镜、机器人手术，取决于当地的技术和设备可获得性。

参考文献

[1] COOPER HS, DEPPISCH LM, GOURLEY WK, et al. Endoscopically removed malignant colorectal polyps: Clinico-pathologic correlations. Gastroenterology, 1995, 108 (6): 1657-1665.

[2] SEITZ U, BOHNACKER S, SEEWALD S, et al. Is endoscopic polypectomy an adequate therapy for malignant colorectal adenomas ? Presentation of 114 patients and review of the literature. Dis Colon Rectum, 2004, 47 (11): 1789-1796.

[3] VOLK EE, GOLDBLUM JR, PETRAS RE, et al. Management and outcome of patients with invasive carcinoma arising in colorectal polyps. Gastroenterology, 1995, 109 (6): 1801-1807.

[4] MARKOWITZ AJ, WINAWER SJ. Management of colorectal polyps. CA Cancer J Clin, 1997, 47 (2): 93-112.

[5] YOSHII S, NOJIMA M, NOSHO K, et al. Factors associated with risk for colorectal cancer recurrence after endo-scopic resection of T1 tumors. Clin Gastroenterol Hepatol, 2014, 12 (2): 292-302.

[6] COOPER HS. Surgical pathology of endoscopically removed malignant polyps of the colon and rectum. Am J Surg

Pathol, 1983, 7 (7): 613-623.

[7] HASSAN C, ZULLO A, RISIO M, et al. Histologic risk factors and clinical outcome in colorectal malignant polyp: A pooled-data analysis. Dis Colon Rectum, 2005, 48 (8): 1588-1596.

[8] CRANLEY JP, PETRAS RE, CAREY WD, et al. When is endoscopic polypectomy adequate therapy for colonic polyps containing invasive carcinoma？. Gastroenterology, 1986, 91 (2): 419-427.

[9] HAGGITT RC, GLOTZBACH RE, SOFFER EE, et al. Prognostic factors in colorectal carcinomas arising in adenomas: Implications for lesions removed by endoscopic polypectomy. Gastroenterology, 1985, 89 (2): 328-336.

3.1.1.2　手术治疗

临床分期	分层	Ⅰ级推荐	Ⅱ级推荐	Ⅲ级推荐
cT_{1-4}，$N_{0-2}M_0$ Ⅰ~Ⅲ期，无须急诊处理的症状	无	结肠切除术 + 区域淋巴结清扫术 [a]	如为 cT_{4b}，dMMR/MSI-H 患者，先行免疫检查点抑制剂（PD-1 单抗 ± CTLA-4 单抗）治疗[6-7]，然后根治性手术 [a]	
cT_{1-4}，$N_{0-2}M_0$ Ⅰ~Ⅲ期，伴需急诊处理的症状	肠梗阻	手术 [b, c]	支架植入，Ⅱ期根治性手术 [d]	
	穿孔	手术 [e]		
	出血	结肠切除术 ± 区域淋巴结清扫术	内镜下或介入栓塞止血 择期根治性手术	

【注释】

　a　根治性手术方式是结肠切除加区域淋巴结整块清扫[1-2]。肿瘤血管起始部的根部淋巴结及清扫范围外的可疑转移淋巴结也应切除或活检。只有完全切除手术才能认为是根治性的[3-4]。

　b　可选的手术方式：Ⅰ期切除吻合，或Ⅰ期切除吻合 + 近端保护性造口，或Ⅰ期肿瘤切除近端造口远端闭合，或造口术后Ⅱ期切除。

　c　梗阻者不建议腹腔镜手术。

d 肠道支架通常适用于远端结肠的病灶，并且放置后能使近端结肠减压，从而择期结肠切除时能一期吻合的病例[5]。

e 视腹腔污染程度选择，手术方式同 b，充分冲洗引流。

参考文献

[1] COHEN AM. Surgical considerations in patients with cancer of the colon and rectum. Semin Oncol, 1991, 18 (4): 381-387.

[2] WEST NP, HOHENBERGER W, WEBER K, et al. Complete mesocolic excision with central vascular ligation produces an oncologically superior specimen compared with standard surgery for carcinoma of the colon. J Clin Oncol, 2010, 28 (2): 272-278.

[3] AMIN MB, EDGE SB, GREENE FL, et al. AJCC cancer staging manual. 8th ed. Chincago: Springer, 2017.

[4] BERGER AC, SIGURDSON ER, LEVOYER T, et al. Colon cancer survival is associated with decreasing ratio of metastatic to examined lymph nodes. J Clin Oncol, 2005, 23 (34): 8706-8712.

[5] HUANG X, LV B, ZHANG S, et al. Preoperative colonic stents versus emergency surgery for acute left-sided malignant colonic obstruction: A meta-analysis. J Gastrointest Surg, 2014, 18 (3): 584-591.

[6] HU H, KANG L, ZHANG J, et al. Neoadjuvant PD-1 blockade with toripalimab, with or without celecoxib, in mismatch repair-deficient or microsatellite instability-high, locally advanced, colorectal cancer (PICC): A single-centre, parallel-group, non-comparative, randomised, phase 2 trial. Lancet Gastroenterol Hepatol, 2022, 7 (1): 38-48.

[7] CHALABI M, VERSCHOOR YL, VAN DEN BERG J, et al. Neoadjuvant immune checkpoint inhibition in locally advanced MMR-deficient colon cancer: The NICHE-2 study. Ann Oncol, 2022, 33 (suppl_7): S808-S869.

结肠癌的治疗原则

3.1.1.3 术后辅助化疗

病理分期	分层	Ⅰ级推荐	Ⅱ级推荐	Ⅲ级推荐
Ⅰ期	$T_{1-2}N_0M_0$	观察（1A 类）		
Ⅱ期 [a, b, e, f, g, h, i]	低危 （$T_3N_0M_0$，dMMR，无论是否伴有高危因素）	观察（1A 类）		
	普危 （$T_3N_0M_0$，pMMR 且无高危因素）	单药氟尿嘧啶化疗 [c]（1A 类）	观察	
	高危 （$T_3N_0M_0$/pMMR 伴高危因素，或 $T_4N_0M_0$）	联合方案化疗 [d]（1A 类）	单药氟尿嘧啶化疗（限 pMMR 患者）（1B 类）	观察（3 类）
Ⅲ期 [g, h]	T 任何 N_+M_0	联合方案化疗 [d]（1A 类）	单药氟尿嘧啶化疗 [c]（1B 类）	

【注释】

a　Ⅱ期患者：高危因素包括 T_4、组织学分化差（高级别，不包括 MSI-H 者）、脉管浸润、神经浸润、术前肠梗阻或肿瘤部位穿孔、切缘阳性或情况不明、切缘安全距离不足、送检淋巴结不足 12 枚 [1]；

低危指 MSI-H 或 dMMR；普危指既没有高危因素也没有低危因素者。

b 根据 MOSAIC 试验及使用奥沙利铂后可能的远期后遗症，FOLFOX 方案不适合用于无高危因素的 II 期患者辅助治疗[2]。

c 推荐的单药氟尿嘧啶方案包括口服卡培他滨（首选），5-FU/LV 持续静脉输注双周方案。

d 推荐的联合化疗方案包括 CAPEOX（又称 Xelox）和 mFOLFOX$_6$。基于 IDEA 研究结果，优先推荐 CAPEOX。

e 所有 II 期患者均应进行错配修复蛋白（MMR）检测，详细信息参见 "2.3 病理学诊断原则"。dMMR 或 MSI-H 的 II 期患者可能预后较好，且不会从单药氟尿嘧啶类药物的辅助化疗中获益[3]。

f 辅助化疗的具体方案需要综合考虑年龄、身体状况、合并基础疾病等；尚无证据显示增加奥沙利铂至 5-FU/LV 可以使 70 岁或以上患者受益[2]。

g 术后身体恢复后应尽快开始辅助化疗，一般在术后 3 周左右开始，不应迟于术后 2 个月。辅助化疗总疗程一共为 6 个月。基于 IDEA 研究结果[4,5]，高危 II 期和 III 期的低危患者（T$_{1-3}$N$_1$）可考虑 3 个月的 CAPEOX 方案辅助化疗。

h 除临床试验外，不推荐在辅助化疗中使用如下药物：伊立替康、替吉奥、曲氟尿苷替匹嘧啶（TAS-102）、所有的靶向药物（包括贝伐珠单抗、西妥昔单抗、帕尼单抗、阿柏西普、瑞戈非尼、呋喹替尼等）和所有的免疫检查点抑制剂（帕博利珠单抗和纳武利尤单抗等）。

i 近期公布的 DYNAMIC 研究表明，基于 ctDNA 检测的微小残留病灶（MRD）状态可能会改变部分 II 期结肠癌的术后辅助化疗策略：仅干预 MRD 阳性者而阴性者单纯观察，并未带来明显的生存差异[6]。

参考文献

[1] Colon cancer, version 2, 2016. Clinical practice guidelines in oncology (NCCN Guidelines).[2023-03-01]. www. nccn. org.

[2] TOURNIGAND C, ANDRÉ T, BONNETAIN F, et al. Adjuvant therapy with fluorouracil and oxaliplatin in stage Ⅱ and elderly patients (between ages 70 and 75 years) with colon cancer: Subgroup analyses of the multicenter international study of oxaliplatin, fluorouracil, and leucovorin in the adjuvant treatment of colon cancer trial. J Clin Oncol, 2012, 30 (27): 3353-3360.

[3] SARGENT DJ, MARSONI S, MONGES G, et al. Defective mismatch repair as a predictive marker for lack of efficacy of fluorouracil-based adjuvant therapy in colon cancer. J Clin Oncol, 2010, 28 (20): 3219-3226.

[4] GROTHEY A, SOBRERO AF, SHIELDS AF, et al. Duration of adjuvant chemotherapy for stage Ⅲ colon cancer. N Engl J Med, 2018, 378 (13): 1177-1188.

[5] IVESON T, SOBRERO AF, YOSHINO T, et al. Prospective pooled analysis of four randomized trials investigating duration of adjuvant oxaliplatin-based therapy (3 vs 6 months) for patients with high-risk stage Ⅱ colorectal cancer (CC). J Clin Oncol, 2019, 37 (5s, suppl): Abstr 3501.

[6] TIE J, COHEN JD, LAHOUEL K, et al. Circulating tumor DNA analysis guiding adjuvant therapy in stage Ⅱ colon cancer. N Engl J Med, 2022, 386 (24): 2261-2272.

3.1.1.4 附：常用的结肠癌术后辅助化疗方案

氟尿嘧啶为基础的单药方案

[**卡培他滨**]

卡培他滨，每次 1 250mg/m^2，口服，每日 2 次，第 1~14 天

每 3 周重复，共 8 个周期

[**简化的双周 5-FU 输注 /LV 方案（sLV5FU2）**]

LV 400mg/m^2，静脉滴注 2 小时，第 1 天；

随后 5-FU 400mg/m^2，静脉推注，第 1 天；然后 1 200mg/（m^2·d）×2 天，持续静脉输注（总量 2 400mg/m^2，输注 46~48 小时）

每 2 周重复，共 12 次

联合化疗方案

[**CAPEOX（又称 Xelox）**]

奥沙利铂 130mg/m^2，静脉输注 2 小时，第 1 天；

卡培他滨，每次 1 000mg/m^2，口服，每日 2 次，第 1~14 天；

每 3 周重复，共 8 个周期

[mFOLFOX6]

奥沙利铂 85mg/m², 静脉输注 2 小时, 第 1 天;

LV 400mg/m², 静脉输注 2 小时, 第 1 天;

5-FU 400mg/m², 静脉推注, 第 1 天; 然后 1 200mg/（m²·d）×2 天, 持续静脉输注（总量 2 400mg/m², 输注 46~48 小时）

每 2 周重复, 共 12 次

3.1.2 不可切除结肠癌的治疗

部分 T_{4b}，M_0 的患者即使采用联合脏器切除也无法达到根治的目的，建议参考下表进行治疗。

分期	分层	I级推荐	II级推荐	III级推荐
T_{4b}，M_0	无症状原发灶潜在可切除	转化性药物治疗 [a, b, c, f]	同步放化疗 [d]	姑息治疗 [a, b, f] 内镜下支架置入 [e] 或姑息性手术治疗
T_{4b}，M_0	无症状原发灶不可切除	姑息性药物治疗 [a, b, f] +/- 肠造口术	同步放化疗 [d] 最佳支持治疗	内镜下支架置入 [e] 肠吻合短路手术
T_{4b}，M_0	有症状原发灶潜在可切除	缓症手术 + 转化性药物治疗 [a, b, c, f]	介入栓塞止血 / 内镜下治疗 + 转化性药物治疗 [a, b, c, f]	最佳支持治疗
T_{4b}，M_0	有症状原发灶不可切除	缓症手术 + 姑息性药物治疗 [a, b, f]	介入栓塞止血 / 内镜下治疗 + 姑息性药物治疗 [a, b, f]	最佳支持治疗

【注释】

a 对于初始不可切除的结肠癌，依据患者具体情况使用氟尿嘧啶类药物单药化疗或者联合奥沙利铂或者伊立替康化疗，甚或三药联合化疗[1]。

b 多项晚期结直肠癌临床研究显示，化疗联合贝伐珠单抗或者西妥昔单抗可以改善患者的预后[2-5]，但不推荐两种靶向药物联合使用[6-7]。

c 对可能转化的患者要选择高反应率的化疗方案或化疗联合靶向治疗方案，患者应每 2 个月评估一次；如果联合贝伐珠单抗治疗，则最后一次治疗与手术间隔至少 6 周，术后如需继续使用贝伐珠单抗应在术后 6~8 周再重新开始。

d 局部放疗对部分 T_{4b} 患者，如伴有局部侵犯的乙状结肠癌，可提高治疗的缓解率，增加转化性切除的概率[8]。

e 对于有梗阻的 T_{4b} 结肠癌患者可通过内镜下支架置入[9-10]或旁路手术解除梗阻。

f 基于 KEYNOTE-177 研究结果，MSI-H/dMMR 的患者，在转化治疗或姑息性治疗中可考虑使用 PD-1 抑制剂免疫治疗[11]。

参考文献

[1] CHIBAUDEL B, TOURNIGAND C, BONNETAIN F, et al. Therapeutic strategy in unresectable metastatic colorectal cancer: An updated review. Ther Adv Med Oncol, 2015, 7 (3): 153-169.

[2] SALTZ LB, CLARKE S, DIAZ-RUBIO E, et al. Bevacizumab in combination with oxaliplatin-based chemotherapy as first-line therapy in metastatic colorectal cancer: A randomized phase III study. J Clin Oncol, 2008, 26 (12): 2013-2019.

[3] LOUPAKIS F, CREMOLINI C, MASI G, et al. Initial therapy with FOLFOXIRI and bevacizumab for metastatic colorectal cancer. N Engl J Med, 2014, 371 (17): 1609-1618.

[4] TEBBUTT NC, WILSON K, GEBSKI VJ, et al. Capecitabine, bevacizumab, and mitomycin in first-line treatment of metastatic colorectal cancer: Results of the Australasian Gastrointestinal Trials Group Randomized Phase III MAX Study. J Clin Oncol, 2010, 28 (19): 3191-3198.

[5] KABBINAVAR FF, SCHULZ J, MCCLEOD M, et al. Addition of bevacizumab to bolus fluorouracil and leucovo-rin in first-line metastatic colorectal cancer: Results of a randomized phase II trial. J Clin Oncol, 2005, 23 (16): 3697-3705.

[6] HECHT JR, MITCHELL E, CHIDIAC T, et al. A randomized phase III B trial of chemotherapy, bevacizumab, and panitumumab compared with chemotherapy and bevacizumab alone for metastatic colorectal cancer. J Clin Oncol, 2009, 27 (5): 672-680.

[7] TOL J, KOOPMAN M, CATS A, et al. Chemotherapy, bevacizumab, and cetuximab in metastatic colorectal cancer. N Engl J Med, 2009, 360 (6): 563-572.

［8］ YUAN Y, XIAO WW, XIE WH, et al. Neoadjuvant chemoradiotherapy for patients with unresectable radically locally advanced colon cancer: A potential improvement to overal survival and decrease to multivisceral resection. BMC Cancer, 2021, 21 (1): 179.

［9］ LEE JM, BYEON JS. Colorectal stents: Current status. Clin Endosc, 2015, 48 (3): 194-200.

［10］ CETINKAYA E, DOGRUL AB, TIRNAKSIZ MB. Role of self expandable stents in management of colorectal cancers. World J Gastrointest Oncol, 2016, 8 (1): 113-120.

［11］ ANDRÉ T, SHIU KK, KIM TW, et al. Pembrolizumab in microsatellite-instability-high advanced colorectal cancer. N Engl J Med, 2020, 383 (23): 2207-2218.

3.2 转移性结肠癌治疗原则

3.2.1 同时性转移性结肠癌

3.2.1.1 初始可切除转移性结肠癌的治疗 [a, b]

分期	风险分层	I 级推荐	II 级推荐	III 级推荐
无症状可切除的同时仅有肝转移	低（CRS 0~2 分）[c]	同期或分期 [e] 行结肠切除术及转移灶切除 + 术后辅助化疗	新辅助化疗 [d]+ 结肠切除术 + 同期或分期 [e] 切除 / 射频等局部治疗手段 [f] 治疗转移灶 + 术后辅助化疗 结肠切除术 + 新辅助化疗 [d]+ 转移灶切除 / 射频等局部治疗 [f]+ 术后辅助化疗	同期或分期 [e] 行结肠切除术及转移灶切除 + 术后观察
	高（CRS 3~5 分）[c]	新辅助化疗 [d]+ 结肠切除术 + 同期或分期 [e] 切除 / 射频等局部治疗手段 [f] 治疗转移灶 + 术后辅助化疗	结肠切除术 + 新辅助化疗 [d]+ 转移灶切除 / 射频等局部治疗 [f]+ 术后辅助化疗 同期或分期 [e] 行结肠切除术及转移灶切除 [d]/ 射频等局部治疗 [f]+ 术后辅助化疗	

初始可切除转移性结肠癌的治疗（续）

分期	风险分层	Ⅰ级推荐	Ⅱ级推荐	Ⅲ级推荐
原发灶有症状（梗阻、出血、穿孔等）的同时仅有肝转移	低（CRS 0~2分）[c]	结肠切除术 + 同期或分期[e]行转移灶切除 + 术后辅助化疗	结肠切除术 + 新辅助化疗[d] + 转移灶切除 / 射频等局部治疗[f] + 术后辅助化疗 原发灶症状解除后新辅助化疗[d] + 结肠切除术 + 同期或分期[e]切除 / 射频等局部治疗手段[f]治疗转移灶 + 术后辅助化疗	同期或分期[e]行结肠切除术及转移灶切除 / 射频等局部治疗[f] + 术后观察
	高（CRS 3~5分）[c]	结肠切除术 + 新辅助化疗[d] + 转移灶切除 / 射频等局部治疗[f] + 术后辅助化疗	同期或分期[e]行结肠切除术及转移灶切除 / 射频等局部治疗[f] + 术后辅助化疗 原发灶症状解除后新辅助化疗[d] + 结肠切除术 + 同期或分期[e]切除 / 射频等局部治疗手段[f]治疗转移灶 + 术后辅助化疗	

【注释】

a 可切除的转移性结肠癌，外科手术切除是潜在根治的治疗方法。技术要求：足够的残留肝脏体积，切缘达到 R_0 切除[1]。局限性肺转移预后相对较好，但综合治疗的研究数据相对有限，建议在多学科讨论下参照肝转移患者的治疗原则。

b 如肝转移灶数目大于 5 个请参见初始不可切除结肠癌部分。

c 复发风险评分（CRS）的 5 个参数：原发肿瘤淋巴结阳性，同时性转移或异时性转移距离原发灶手术时间<12 个月，肝转移肿瘤数目>1 个，术前 CEA 水平>200ng/ml 和转移肿瘤最大直径>5cm，每个项目为 1 分。0~2 分为 CRS 评分低，3~5 分为 CRS 评分高。CRS 评分越高，术后复发风险越大，围手术期化疗越有获益[2-3]。近年来有研究显示在 CRS 评分基础上加入相关分子标志物检测可进一步预测复发风险[4]。

d 新辅助化疗可减小术前肿瘤的体积及降低体内微小转移的发生，可提高手术 R_0 切除率[5]。为了限制药物性肝损害发生，新辅助化疗的疗程一般限于 2~3 个月。新辅助化疗方案首选推荐以奥沙利铂为基础的方案（FOLFOX/CAPEOX），但根据个体情况也可选择以伊立替康为基础的方案（FOLFIRI）。

e 对于同时性转移性结肠癌的原发灶和转移灶手术切除顺序，包括同期或分期手术，主要取决于患者身体状况和对手术耐受性和安全性的综合评估。而分期手术又分原发灶优先还是转移灶优先，取决于影响患者生存和生活质量的主要因素，如转移灶是主要影响因素可先行转移灶切除术，再行原发灶切除术[5]。

f 局部治疗方法包括射频消融（RFA）、微波消融、立体定向放疗（SBRT）等。

参考文献

［1］ HAMADY ZZ, CAMERON IC, WYATT J, et al. Resection margin in patients undergoing hepatectomy for colorectal liver metastasis: A critical appraisal of the 1cm rule. Eur J Surg Oncol, 2006, 32 (5): 557-563.

［2］ FONG Y, FORTNER J, SUN RL, et al. Clinical score for predicting recurrence after hepatic resection for metastatic colorectal cancer: Analysis of 1001 consecutive cases. Ann Surg, 1999, 230 (3): 309-321.

［3］ AYEZ N, VAN DER STOK EP, GRUNHAGEN DJ, et al. The use of neo-adjuvant chemotherapy in patients with resectable colorectal liver metastases: Clinical risk score as possible discriminator. Eur J Surg Oncol, 2015, 41 (7): 859-867.

［4］ LIU W, ZHANG W, XU Y, et al. A prognostic scoring system to predict survival outcome of resectable colorectal liver metastases in this modern era. Ann Surg Oncol, 2021, 28 (12): 7709-7718.

［5］ CUTSEM EV, CERVANTES A, ADAM R, et al. ESMO consensus guidelines for the management of patients with metastatic colorectal cancer. Ann Oncol, 2016, 27 (8): 1386-1422.

结肠癌的治疗原则

3.2.1.2　初始不可切除转移性结肠癌的治疗

分层	Ⅰ级推荐	Ⅱ级推荐	Ⅲ级推荐
原发灶存在出血、穿孔症状	切除原发病灶，继而全身系统治疗	切除原发灶，针对转移灶以减症为目的的局部治疗	
原发灶存在梗阻	局部解除梗阻（结肠支架置入/结肠造口/原发灶切除），继而全身系统治疗	局部解除梗阻后，全身系统治疗后适当时机切除原发灶	局部解除梗阻后，继而转移灶以减症为目的的局部治疗
原发灶无症状	全身系统治疗，治疗后评估可否进行局部治疗（原发灶及转移灶）	切除原发病灶，继而全身系统治疗	切除原发灶，继而转移灶以减症为目的的局部治疗

对于所有拟接受全身系统治疗的初始不可切除转移性结肠癌患者可根据转移灶是否有潜在 R0 切除可能分为潜在可切除组和姑息治疗组。该类患者尤其应在 MDT 团队指导下进行全程管理和治疗。

潜在可切除组治疗 [a, b, c]

分层	分层	Ⅰ级推荐	Ⅱ级推荐	Ⅲ级推荐
适合强烈治疗（*RAS* 和 *BRAF* 均野生型）	原发灶位于左侧结直肠 [d]	FOLFOX/FOLFIRI+西妥昔单抗 [d]（2A 类）	FOLFOX/CAPEOX/FOLFIRI ± 贝伐珠单抗（2A 类） FOLFOXIRI ± 贝伐珠单抗（2A 类）	其他局部治疗（2B 类）
	原发灶位于右侧结直肠 [d]	FOLFOX/CAPEOX/FOLFIRI+贝伐珠单抗（2A 类） FOLFOXIRI ± 贝伐珠单抗（1A 类）	CAPEOX（2A 类） FOLFOX/FOLFIRI ± 西妥昔单抗 [d]（2B 类）	
适合强烈治疗（*RAS* 或 *BRAF* 突变型）	无	FOLFOX/CAPEOX/FOLFIRI+贝伐珠单抗（2A 类） FOLFOXIRI ± 贝伐珠单抗（1A 类）	FOLFOX/CAPEOX/FOLFIRI（2A 类）	其他局部治疗（2B 类）

分层	分层	I 级推荐	II 级推荐	III 级推荐
MSI-H/dMMR	无	帕博利珠单抗[l]（1A 类）		纳武利尤单抗 + 伊匹木单抗（3 类）[l]
适合强烈治疗（MSS 或 MSI-L/pMMR，*RAS* 和 *BRAF* 均野生型）	原发灶位于左侧结直肠[d]	FOLFOX/FOLFIRI ± 西妥昔单抗[d]（1A 类） CAPEOX（1A 类）	FOLFOX/CAPEOX/FOLFIRI+ 贝伐珠单抗（1A 类） FOLFOXIRI ± 贝伐珠单抗（1B 类）	其他局部治疗（3 类）
	原发灶位于右侧结肠[d]	FOLFOX/CAPEOX/FOLFIRI ± 贝伐珠单抗（1A 类）	FOLFOXIRI ± 贝伐珠单抗（1B 类） FOLFOX/FOLFIRI+ 西妥昔单抗[d]（贝伐珠单抗有禁忌者）（2A 类）	

分层	分层	Ⅰ级推荐	Ⅱ级推荐	Ⅲ级推荐
不适合强烈治疗（MSS 或 MSI-L/pMMR，*RAS* 和 *BRAF* 均野生型）	无	氟尿嘧啶类单药 ± 贝伐珠单抗（1A 类）	西妥昔单抗单药 [d]（左半结直肠）（2B 类）；减量的两药化疗（FOLFOX/FOLFIRI）± 西妥昔单抗 [d]（2B 类）减量的两药化疗（FOLFOX/CAPEOX/FOLFIRI）± 贝伐珠单抗（2B 类）	曲氟尿苷替匹嘧啶 + 贝伐珠单抗（2B 类）其他局部治疗（3 类）
适合强烈治疗（MSS 或 MSI-L/pMMR，*RAS* 和 *BRAF* 突变型）	无	FOLFOX/CAPEOX/FOLFIRI ± 贝伐珠单抗（1A 类）	FOLFOXIRI ± 贝伐珠单抗（1B 类）	其他局部治疗（3 类）
不适合强烈治疗（MSS 或 MSI-L/pMMR，*RAS* 和 *BRAF* 突变型）	无	氟尿嘧啶类单药 ± 贝伐珠单抗（1A 类）	减量的两药化疗（FOLFOX/CAPEOX/FOLFIRI）± 贝伐珠单抗（2B 类）	曲氟尿苷替匹嘧啶 + 贝伐珠单抗（2B 类）其他局部治疗（3 类）

结肠癌的治疗原则

分层	Ⅰ级推荐	Ⅱ级推荐	Ⅲ级推荐
MSI-H/dMMR,一线未使用免疫检查点抑制剂		恩沃利单抗、斯鲁利单抗、替雷利珠单抗或普特利单抗[l] （2A类） 帕博利珠单抗和纳武利尤单抗[l] （2A类）	纳武利尤单抗 +伊匹木单抗[l] （2A类）
一线接受奥沙利铂治疗（MSS 或MSI-L/pMMR，*RAS* 和 *BRAF*均野生型）	FOLFIRI ± 靶向药物（西妥昔单抗[e] 或贝伐珠单抗[e]）（2A类）	伊立替康 ± 西妥昔单抗[e] （2A类） 伊立替康 + 雷替曲塞（氟尿嘧啶类不耐受）（2A类） 伊立替康 + 卡培他滨 ±贝伐珠单抗[h]（1B类）	其他局部治疗 （3类）
一线接受伊立替康治疗（MSS 或MSI-L/pMMR，*RAS* 和 *BRAF*均野生型）	FOLFOX ± 靶向药物（西妥昔单抗[e] 或贝伐珠单抗[e]）（2A类） CAPEOX ±贝伐珠单抗[e]（1A类）	奥沙利铂 + 雷替曲塞（氟尿嘧啶类不耐受）（2A类）	其他局部治疗 （3类）

分层	Ⅰ级推荐	Ⅱ级推荐	Ⅲ级推荐
一线接受奥沙利铂治疗（MSS 或 MSI-L/pMMR，*RAS* 和 *BRAF* 突变型）	FOLFIRI ± 贝伐珠单抗[e]（1A 类）	伊立替康 ± 贝伐珠单抗[e]（2A 类） 伊立替康 + 雷替曲塞（氟尿嘧啶类不耐受）（2A 类） 伊立替康 + 卡培他滨 ± 贝伐珠单抗[h]（1B 类）	其他局部治疗（3 类） 伊立替康 + 西妥昔单抗 + 维莫非尼（*RAS* 野生 /*BRAF* V600E 突变）[m]（2B 类） BRAF 抑制剂 + 西妥昔单抗 ± MEK 抑制剂（*RAS* 野生 /*BRAF* V600E 突变）[m]（2B 类）

分层	I 级推荐	II 级推荐	III 级推荐
一线接受伊立替康治疗（MSS 或 MSI-L/pMMR，*RAS* 和 *BRAF* 突变型）	FOLFOX/CAPEOX ± 贝伐珠单抗[e]（1A 类）	奥沙利铂 + 雷替曲塞（氟尿嘧啶类不耐受）（2A 类）	其他局部治疗（3 类） BRAF 抑制剂 + 西妥昔单抗 ± MEK 抑制剂（*RAS* 野生 /*BRAF* V600E 突变）[m]（2B 类）

姑息治疗组二线方案（续）

分层	Ⅰ级推荐	Ⅱ级推荐	Ⅲ级推荐
一线未接受伊立替康或奥沙利铂治疗（MSS 或 MSI-L/pMMR）	FOLFOX/FOLFIRI ± 靶向药物（西妥昔单抗 [e, f] 或贝伐珠单抗 [e]）（2A 类） CAPEOX ± 贝伐珠单抗 [e]（2A 类）	伊立替康 ± 靶向药物（西妥昔单抗 [e, f] 或贝伐珠单抗 [e]）（2A 类） 奥沙利铂或伊立替康 + 雷替曲塞（氟尿嘧啶类不耐受）（2A 类） 伊立替康 + 卡培他滨 ± 贝伐珠单抗 [h]（1B 类）	其他局部治疗（3 类） 伊立替康 + 西妥昔单抗 + 维莫非尼（RAS 野生 /BRAF V600E 突变）[m]（2B 类） BRAF 抑制剂 + 西妥昔单抗 ± MEK 抑制剂（RAS 野生 /BRAF V600E 突变）[m]（2B 类）

姑息治疗组三线方案

分层	I 级推荐	II 级推荐	III 级推荐
MSI-H/dMMR，一线、二线未使用免疫检查点抑制剂		恩沃利单抗、斯鲁利单抗、替雷利珠单抗或普特利单抗[l]（2A 类）帕博利珠单抗和纳武利尤单抗[l]（2A 类）	纳武利尤单抗 + 伊匹木单抗[l]（2A 类）
已接受过奥沙利铂和伊立替康治疗（MSS 或 MSI-L/pMMR，*RAS* 和 *BRAF* 均野生型）	西妥昔单抗 ± 伊立替康（之前未行西妥昔单抗治疗）（1A 类）瑞戈非尼[g]（1A 类）呋喹替尼[j]（1A 类）曲氟尿苷替匹嘧啶 +/– 贝伐珠单抗[k]（1A 类）	临床研究[i]	抗 HER-2 治疗（HER-2 扩增）[n]（2B 类）西妥昔单抗 ± 伊立替康（之前接受过西妥昔单抗治疗）（3 类）雷替曲塞（既往未接受此治疗）（3 类）最佳支持治疗其他局部治疗（3 类）

姑息治疗组三线方案（续）

分层	I 级推荐	II 级推荐	III 级推荐
已接受过奥沙利铂和伊立替康治疗（MSS 或 MSI-L/pMMR，*RAS* 和 *BRAF* 突变型）	瑞戈非尼[g]（1A 类） 呋喹替尼[j]（1A 类） 曲氟尿苷替匹嘧啶 +/- 贝伐珠单抗[k]（1A 类）	临床研究[i]	伊立替康 + 西妥昔单抗 + 维莫非尼（*RAS* 野生 /*BRAF* V600E 突变）[m]（2B 类） BRAF 抑制剂 + 西妥昔单抗 ± MEK 抑制剂（*RAS* 野生 /*BRAF* V600E 突变）[m]（2B 类） 雷替曲塞（既往未接受此治疗）（3 类） 最佳支持治疗 其他局部治疗（3 类）

【注释】

a 对于潜在可切除的患者，应选用 5-FU/LV（或卡培他滨）联合奥沙利铂或伊立替康的方案[1-2]加分子靶向治疗，或高选择性患者可谨慎使用强力的 FOLFOXIRI ± 贝伐珠单抗方案[3]。TRICE 研究结果显示，对于 *RAS* 野生型初始不可切肝转移患者（包括技术不可切或技术可切但转移病

灶 ≥ 5 个），FOLFOXIRI+ 西妥昔单抗对比 FOLFOX+ 西妥昔单抗方案虽然 ORR 及肿瘤退缩深度有一定提高，但未能带来 R0 切除率及 PFS 的提高，且 3~4 级中性粒细胞减少及腹泻的发生率显著增加。转化成功获得原发灶和转移灶 R0 切除的患者，一般建议术后继续辅助化疗完成围术期总共半年的治疗。如术前联合了靶向药物有效，术后是否继续应用靶向药物目前尚存在争议。对于 MSI-H/dMMR 潜在可切除患者：KEYNOTE-177 等研究表明，该类患者接受传统化疗 + 靶向药物治疗效果欠佳（ORR 有限），为了追求肿瘤最大程度的退缩，转化治疗可考虑给予免疫检查点抑制剂（PD-1 抑制剂）。

b 转化治疗应密切评估转移灶可切除性，建议每 6~8 周行一次影像学评估，如转移灶转变成可切除时，即予以手术治疗。

c 维持治疗：潜在可切除组如果接受转化治疗超过半年后原发灶和转移灶仍无法 R0 切除者，姑息治疗组一线治疗 4~6 个月后疾病有效或稳定者，可考虑进入维持治疗（如采用毒性较低的 5-FU/LV 或卡培他滨单药 ± 贝伐珠单抗）或暂停全身系统治疗，以降低持续高强度联合化疗的毒性反应[4-5]，西妥昔单抗用于维持治疗的研究较少。

d 近年有较多回顾性研究表明原发瘤位于右侧（回盲部到脾曲）的转移性结肠癌患者的预后明显差于左侧者（自脾曲至直肠）。对于 RAS 基因野生型的患者，抗 EGFR 单抗（西妥昔单抗）的疗效与肿瘤部位存在明显的相关性，暂未观察到抗 VEGF 单抗（贝伐珠单抗）的疗效与部位存在明显关联。比较化疗联合贝伐珠单抗或西妥昔单抗的头对头随机对照研究的回顾性亚组分析显示：在左侧结直肠癌，西妥昔单抗在客观有效率和总生存上均优于贝伐珠单抗；而在右侧结肠癌，西妥昔单抗虽然在客观有效率上可能存在一定优势，但在总生存上不如贝伐珠单抗[6]。

e 若姑息一线治疗采用化疗联合西妥昔单抗，则不推荐二线继续行西妥昔单抗治疗。若一线治疗采用化疗联合贝伐珠单抗，二线可考虑更换化疗方案继续联合贝伐珠单抗治疗[7]。

f *RAS* 及 *BRAF* 均为野生型患者可考虑行西妥昔单抗治疗。

g 瑞戈非尼于 2017 年 3 月被国家药品监督管理局（NMPA）批准作为氟尿嘧啶、奥沙利铂、伊立替康或抗 VEGF 和抗 EGFR 靶向药物等现有标准治疗失败后的三线用药，以中国为主的亚洲临床研究（CONCUR）证明了瑞戈非尼的生存期延长较西方人群更有优势[8]。瑞戈非尼第一周期可采用剂量滴定的方法，即第 1 周 80mg/d，第 2 周 120mg/d，第 3 周 160mg/d[11]。

h 根据文献[9]及近期发布的 AXEPT 研究[10]显示：伊立替康联合卡培他滨的方案在亚洲人群的二线治疗中的疗效不劣于 FOLFIRI，因此在二线及以上治疗时可根据患者耐受性选择伊立替康 + 卡培他滨方案，但该方案的最适剂量和用法还有待进一步确定。对于 UGT1A1*28 和 *6 为纯合变异型或双杂合变异型的患者应降低伊立替康的剂量。

i 标准治疗失败后或入组临床试验前，患者可考虑 HER-2 免疫组化检测及在有资质的检测机构行二代测序（NGS）帮助指导后续药物治疗选择。鉴于目前药物治疗疗效仍存在不少局限，建议鼓励患者在自愿的前提下参加与其病情相符的临床试验。

j 呋喹替尼[12]是 2018 年 9 月获得 NMPA 批准的另一个晚期结直肠癌的小分子抗血管生成靶向药物。适用于既往接受过氟尿嘧啶类、奥沙利铂和伊立替康为基础的化疗，以及既往接受过或不适合接受抗 VEGF 治疗、抗 EGFR 治疗（*RAS* 野生型）的转移性结直肠癌患者。

k 曲氟尿苷替匹嘧啶（TAS-102，FTD/TPI）[13]是 2019 年 8 月获得 NMPA 批准的晚期结直肠癌的药物。适用于既往接受过氟尿嘧啶类、奥沙利铂和伊立替康为基础的化疗，以及既往接受过或不适合接受抗 VEGF 治疗、抗 EGFR 治疗（*RAS* 野生型）的转移性结直肠癌患者。此外，一项针对标准治疗失败的晚期结直肠癌患者的全球随机对照Ⅲ期研究结果显示，曲氟尿苷替匹嘧啶 + 贝伐珠单抗对比曲氟尿苷替匹嘧啶单药方案可显著延长患者的 OS 及 PFS[14]。

l 基于 KEYNOTE-177 研究[15]结果，帕博利珠单抗在 2021 年 6 月获批中国适应证，适用于单药治疗 *KRAS*、*NRAS* 和 *BRAF* 基因均为野生型不可切除或转移性高微卫星不稳定（MSI-H）或错配修复基因缺陷型（dMMR）结直肠癌患者的一线治疗。基于其他国内外已有的临床研究数据及 NCCN 指南[1]，推荐对于 MSI-H/dMMR 晚期二线及以上的患者可接受免疫检查点抑制剂（PD-1/PD-L1）的治疗，其中国产的恩沃利单抗、斯鲁利单抗和替雷利珠单抗、进口的帕博利珠单抗和纳武利尤单抗已获批用于不可切除或转移性 MSI-H/dMMR 成人晚期实体瘤患者的治疗（包括经过标准治疗失败的晚期结直肠癌患者），故作为优先推荐。基于 CheckMate142 临床研究及 5 年随访结果[16]，同时考虑药物的可及性、结合伊匹木单抗已有美国适应证但尚未获批中国适应证的现状，本指南推荐纳武利尤单抗联合伊匹木单抗可用于 MSI-H/dMMR 晚期结直肠癌的姑息一线、二线及三线治疗（均为Ⅲ级推荐）。

m 参考 SWOG S1406 研究结果推荐伊立替康 + 西妥昔单抗 + 维莫非尼在 *RAS* 野生 /*BRAF* V600E 突变患者的二线及二线以后治疗[17]。参考 BEACON 及 2022 版 NCCN[1]指南推荐 BRAF 抑制剂 + 西妥昔单抗用于 *RAS* 野生 /*BRAF* V600E 突变患者的二线及二线以后治疗；对于转移部位广泛及瘤负荷较重、伴随肿瘤相关症状的患者可考虑 BRAF 抑制剂 + 西妥昔单抗 + MEK 抑制剂[18]。

n 尽管中国尚缺少 HER-2 扩增结直肠癌相关抗 HER-2 靶向治疗数据，借鉴 2022 版 NCCN 指南[1]，推荐曲妥珠单抗 + 帕妥珠单抗或曲妥珠单抗 + 拉帕替尼在 HER-2 扩增的晚期结直肠癌三线治疗。在一项全球 II 期临床研究（DESTINY-CRC01）中，抗 HER-2 ADC 药物德曲妥珠单抗在标准治疗失败的 HER-2 过表达 / 扩增的晚期结直肠癌患者中显示有前景的疗效[19]。基于此，鼓励 HER-2 过表达 / 扩增的晚期结直肠癌患者参加抗 HER-2 ADC 药物相关临床研究。

o 转移灶不可切除时，无症状原发灶是否需要切除以及最佳切除时机仍无共识。因此，需要在 MDT 框架下对每个病例进行个体化决策，需要仔细评估肿瘤进展速度、预计生存期、原发灶部位及大小、占肠腔的周径 / 肠腔狭窄程度、接受全身治疗的意愿及可行性等多个因素，通过综合分析，来决定是否切除原发灶[20-22]。

p CodeBreaK 300 随机对照 III 期临床研究结果表明，对于标准治疗失败的 *KRAS* G12C 突变型晚期结直肠癌患者，KRAS G12C 抑制剂索托拉西布联合帕尼单抗方案对比研究者选择方案（曲氟尿苷替匹嘧啶或瑞戈非尼）可显著延长 PFS[23]。在另一项 II 期临床研究（NCT04585035）中，KRAS G12C 抑制剂格舒瑞昔联合西妥昔单抗方案在标准治疗失败的 *KRAS* G12C 突变型晚期结直肠癌患者中也显示有前景的疗效。基于药物可及性的考虑，鼓励 *KRAS* G12C 突变型晚期结直肠癌患者参加 KRAS G12C 抑制剂 +/– 抗 EGFR 治疗相关临床研究。

q 对于 MSS/pMMR 晚期结直肠癌患者，如存在 *POLE/POLD1* 致病突变，亦可能是免疫检查点抑制剂治疗敏感人群[24-26]。在免疫 - 靶向联合治疗方面，目前已有多个 I / II 期临床研究探索了 PD-1 抗体联合瑞戈非尼、呋喹替尼等具有抗血管效应的药物标准治疗失败的 MSS/pMMR 晚期结直肠癌的疗效，但大部分研究报道的 ORR 欠佳[27-30]。近期一项 II 期临床研究结果显示，西达本胺（组蛋白去乙酰化酶抑制剂）与贝伐珠单抗及 PD-1 抗体的三药联合方案在标准治疗失败的 MSS/pMMR 晚期结直肠癌患者中显示有前景的疗效（ORR 44%，中位 PFS 7.3 个月）[31]。基于此，鼓励 MSS/pMMR 晚期结直肠癌患者参加涉及"组蛋白去乙酰化酶抑制剂 + 抗 VEGF+PD-1 抗体"联合方案的临床研究。此外,已有多项 Ⅱ 期研究(CheckMate 9X8、AtezoTRIBE、ASTRUM015、BBCAPX)探索了在一线标准治疗(FOLFOX/XELOX/FOLFOXIRI+ 贝伐珠单抗)基础上联合 PD-1/PD-L1 抗体治疗 MSS/pMMR 晚期结直肠癌的疗效,但这些研究结果不一致,仍有待进一步 Ⅲ 期研究探讨。

参考文献

[1] Colon cancer, version 3, 2022 clinical practice guidelines in oncology (NCCN Guidelines).[2023-03-01]. www. nccn. org.

[2] ALBERTS SR, HORVATH WL, STERNFELD WC, et al. Oxaliplatin, fluorouracil, and leucovorin for patients with unresectable liver-only metastases from colorectal cancer: A North Central Cancer Treatment Group phase Ⅱ study. J Clin Oncol, 2005, 23 (36): 9243-9249.

[3] BOND MJG, BOLHUIS K, LOOSVELD OJL, et al. First-line systemic treatment strategies in patients with initially unresectable colorectal cancer liver metastases (CAIRO5): An open-label, multicentre, randomised, controlled, phase 3 study from the Dutch Colorectal Cancer Group. Lancet Oncol, 2023, 24 (7): 757-771.

[4] YALCIN S, USLU R, DANE F, et al. Bevacizumab + capecitabine as maintenance therapy after initial bevacizumab + XELOX treatment in previously untreated patients with metastatic colorectal cancer: Phase Ⅲ "Stop and Go" study results: A Turkish Oncology Group Trial. Oncology, 2013, 85 (6): 328-335.

[5] ESIN E, YALCIN S. Maintenance strategy in metastatic colorectal cancer: A systematic review. Cancer Treat Rev, 2016, 42: 82-90.

［6］ TEJPAR S, STINTZING S, CIARDIELLO F, et al. Prognostic and predictive relevance of primary tumor location in patients with RAS wild-type metastatic colorectal cancer: Retrospective analyses of the CRYSTAL and FIRE-3 trials. JAMA Oncol, 2017, 3 (2): 194-201.

［7］ MASI G, SALVATORE L, BONI L, et al. Continuation or reintroduction of bevacizumab beyond progression to first-line therapy in metastatic colorectal cancer: Final results of the randomized BEBYP trial. Ann Oncol, 2015, 26 (4): 724-730.

［8］ LI J, QIN S, XU R, et al. Regorafenib plus best supportive care versus placebo plus best supportive care in Asian patients with previously treated metastatic colorectal cancer (CONCUR): A randomised, double-blind, placebo-controlled, phase 3 trial. Lancet Oncol, 2015, 16 (6): 619-629.

［9］ SUENAGA M, MIZUNUMA N, MATSUSAKA S, et al. A phase Ⅰ/Ⅱ study of biweekly capecitabine and irinotecan plus bevacizumab as second-line chemotherapy in patients with metastatic colorectal cancer. Drug Des Devel Ther, 2015, 9: 1653-1662.

［10］ XU RH, MURO K, MORITA S, et al. Modified XELIRI (capecitabine plus irinotecan) versus FOLFIRI (leucovorin, fluorouracil, and irinotecan), both either with or without bevacizumab, as second-line therapy for metastatic colorectal cancer (AXEPT): A multicentre, open-label, randomised, non-inferiority, phase 3 trial. Lancet Oncol, 2018, 19 (5): 660-671.

［11］ BEKAII-SAAB TS, OU FS, ANDERSON DM, et al. Regorafenib dose optimization study (ReDOS): Randomized phase Ⅱ trial to evaluate dosing strategies for regorafenib in refractory metastatic colorectal cancer (mCRC): An ACCRU Network study. J Clin Oncol, 2018, 36 (suppl 4S): Abstr 611.

［12］ LI J, QIN S, XU RH, et al. Effect of fruquintinib vs placebo on overall survival in patients with previously treated metastatic colorectal cancer: The FRESCO randomized clinical trial. JAMA, 2018, 319 (24): 2486-2496.

［13］ XU J, KIM TW, SHEN L, et al. Results of a randomized, double-blind, placebo-controlled, phase Ⅲ trial of trifluridine/Tipiracil (TAS-102) monotherapy in asian patients with previously treated metastatic colorectal cancer: The TERRA study. J Clin Oncol, 2018, 36 (4): 350-358.

[14] Prager GW, Taieb J, Fakih M, et al. Trifluridine-tipiracil and bevacizumab in refractory metastatic colorectal cance. N Engl J Med, 2023, 388 (18): 1657-1667.

[15] ANDRÉ T, SHIU KK, KIM TW, et al. Pembrolizumab in microsatellite-instability-high advanced colorectal cancer. N Engl J Med, 2020, 383 (23): 2207-2218.

[16] OVERMAN MJ, LENZ H, ANDRE T, et al. Nivolumab (NIVO) ± ipilimumab (IPI) in patients (pts) with microsatellite instability-high/mismatch repair-deficient (MSI-H/dMMR) metastatic colorectal cancer (mCRC): Five-year follow-up from CheckMate 142. J Clin Oncol, 2022, 40 (16_suppl): 3510.

[17] KOPETZ S, GUTHRIE KA, MORRIS VK, et al. Randomized trial of irinotecan and cetuximab with or without vemurafenib in BRAF-mutant metastatic colorectal cancer (SWOG S1406). J Clin Oncol, 2021, 39 (4): 285-294.

[18] KOPETZ S, GROTHEY A, YAEGER R, et al. Encorafenib, binimetinib, and cetuximab in BRAF V600E-mutated colorectal cancer. N Engl J Med, 2019, 381 (17): 1632-1643.

[19] YOSHINO T, DI BARTOLOMEO M, RAGHAV K, et al. Final results of DESTINY-CRC01 investigating trastuzumab deruxtecan in patients with HER2-expressing metastatic colorectal cancer. Nat Commun, 2023, 14 (1): 3332.

[20] TARANTINO I, WARSCHKOW R, GLLER U. Palliative primary tumor resection in patients with metastatic colorectal cancer: For whom and when ? . Ann Surg, 2017, 265 (4): e59-e60.

[21] HU CY, BAILEY CE, YOU YN, et al. Time trend analysis of primary tumor resection for stage IV colorectal cancer: Less surgery, improved survival. JAMA Surg, 2015, 150 (3): 245-251.

[22] KANEMITSU Y, SHITARA K, MIZUSAWA J, et al. A randomized phase III trial comparing primary tumor resection plus chemotherapy with chemotherapy alone in incurable stage IV colorectal cancer: JCOG1007 study (iPACS). J Clin Oncol, 2020, 38 (suppl 4): Abstr 7.

[23] FAKIH MG, SALVATORE L, ESAKI T, et al. Sotorasib plus panitumumab in refractory colorectal cancer with mutated KRAS G12C. N Engl J Med, 2023, 389 (23): 2125-2139.

[24] ROUSSEAU B, BIECHE I, PASMANT E, et al. PD-1 Blockade in solid tumors with defects in polymerase epsilon. Cancer Discov, 2022, 12 (6): 1435-1448.

[25] WANG F, ZHAO Q, WANG YN, et al. Evaluation of POLE and POLD1 mutations as biomarkers for immunotherapy outcomes across multiple cancer types. JAMA Oncol, 2019, 5 (10): 1504-1506.

[26] CHEN YX, WANG ZX, YUAN SQ, et al. POLE/POLD1 mutation in non-exonuclease domain matters for predicting efficacy of immune-checkpoint-inhibitor therapy. Clin Transl Med, 2021, 11 (9): e524.

[27] FUKUOKA S, HARA H, TAKAHASHI N, et al. Regorafenib plus nivolumab in patients with advanced gastric or colorectal cancer: An open-label, dose-escalation, and dose-expansion phase Ib trial (REGONIVO, EPOC1603). J Clin Oncol, 2020, 38 (18): 2053-2061.

[28] WANG F, HE MM, YAO YC, et al. Regorafenib plus toripalimab in patients with metastatic colorectal cancer: A phase Ⅰb/Ⅱ clinical trial and gut microbiome analysis. Cell Rep Med, 2021, 2 (9): 100383.

[29] FAKIH M, RAGHAV KPS, CHANG DZ, et al. Regorafenib plus nivolumab in patients with mismatch repair-proficient/microsatellite stable metastatic colorectal cancer: A single-arm, open-label, multicentre phase 2 study. EClinicalMedicine, 2023, 58: 101917.

[30] GUO Y, ZHANG W, YING J, et al. Phase 1b/2 trial of fruquintinib plus sintilimab in treating advanced solid tumours: The dose-escalation and metastatic colorectal cancer cohort in the dose-expansion phases. Eur J Cancer, 2023, 181: 26-37.

[31] WANG F, JIN Y, WANG M, et al. Combined anti-PD-1, HDAC inhibitor and anti-VEGF for MSS/pMMR colorectal cancer: A randomized phase 2 trial. Nat Med, 2024.

3.2.2 术后复发转移性结肠癌的治疗

3.2.2.1 转移灶可切除结肠癌的治疗

该组患者不存在原发瘤的问题，治疗原则参见"3.2.1.1 初始可切除转移性结肠癌的治疗"中"原发灶无症状"部分。

3.2.2.2 转移灶不可切除结肠癌的治疗

治疗原则参见"3.2.1.2 初始不可切除转移性结肠癌的治疗"中"原发灶无症状"部分。

3.2.3 附：转移性结肠癌的常用全身治疗方案

[mFOLFOX6]

奥沙利铂 85mg/m^2，静脉输注 2 小时，第 1 天；

LV 400mg/m^2，静脉输注 2 小时，第 1 天；

5-FU 400mg/m^2，静脉推注，第 1 天；然后 1 200mg/（m^2·d）×2 天持续静脉输注（总量 2 400mg/m^2，输注 46~48 小时）；

每 2 周重复

[mFOLFOX6 + 贝伐珠单抗]

奥沙利铂 85mg/m², 静脉输注 2 小时, 第 1 天;

LV 400mg/m², 静脉输注 2 小时, 第 1 天;

5-FU 400mg/m², 静脉推注, 第 1 天; 然后 1 200mg/ (m² · d) × 2 天持续静脉输注 (总量 2 400mg/m², 输注 46~48 小时);

贝伐珠单抗 5mg/kg, 静脉输注, 第 1 天;

每 2 周重复

[mFOLFOX6 + 西妥昔单抗]

奥沙利铂 85mg/m², 静脉输注 2 小时, 第 1 天;

LV 400mg/m², 静脉输注 2 小时, 第 1 天;

5-FU 400mg/m², 静脉推注, 第 1 天; 然后 1 200mg/ (m² · d) × 2 天持续静脉输注 (总量 2 400mg/m², 输注 46~48 小时);

西妥昔单抗 400mg/m², 静脉输注, 第 1 次注射大于 2 小时, 然后 250mg/m² 静脉输注, 注射超过 60 分钟, 每周重复;

或西妥昔单抗 500mg/m², 静脉输注, 第 1 天, 注射超过 2 小时, 每 2 周重复

[CAPEOX]

奥沙利铂 130mg/m², 静脉输注大于 2 小时, 第 1 天;

卡培他滨，每次 1 000mg/m^2，口服，每天 2 次，第 1~14 天；

每 3 周重复

[**CAPEOX + 贝伐珠单抗**]

奥沙利铂 130mg/m^2，静脉输注大于 2 小时，第 1 天；

卡培他滨，每次 1 000mg/m^2，口服，每天 2 次，第 1~14 天；

贝伐珠单抗 7.5mg/kg，静脉输注，第 1 天；

每 3 周重复

[**FOLFIRI**]

伊立替康 180mg/m^2，静脉输注 30~90 分钟，第 1 天；

LV 400mg/m^2，静脉输注 2 小时，第 1 天；

5-FU 400mg/m^2，静脉推注，第 1 天；然后 1 200mg/（m^2·d）×2 天持续静脉输注（总量 2 400mg/m^2，输注 46~48 小时）；

每 2 周重复

[**FOLFIRI + 贝伐珠单抗**]

伊立替康 180mg/m^2，静脉输注 30~90 分钟，第 1 天；

LV 400mg/m^2，静脉输注 2 小时，第 1 天；

5-FU 400mg/m^2，静脉推注，第 1 天；然后 1 200mg/（m^2·d）×2 天持续静脉输注（总量 2 400mg/m^2，输注 46~48 小时）；

贝伐珠单抗 5mg/kg，静脉输注，第 1 天；

每 2 周重复

[FOLFIRI + 西妥昔单抗]

伊立替康 180mg/m^2，静脉输注 30~90 分钟，第 1 天；

LV 400mg/m^2，静脉输注 2 小时，第 1 天；

5-FU 400mg/m^2，静脉推注，第 1 天；然后 1 200mg/（m^2·d）×2 天持续静脉输注（总量 2 400mg/m^2，输注 46~48 小时）；

每 2 周重复

西妥昔单抗 400mg/m^2，静脉输注，第 1 次静注大于 2 小时，然后 250mg/m^2 静脉输注超过 60 分钟，每周重复；

或西妥昔单抗 500mg/m^2，静脉输注，第 1 天，注射超过 2 小时，每 2 周重复

[CapIRI]

伊立替康 180mg/m^2，静脉输注 30~90 分钟，第 1 天；

卡培他滨，每次 1 000mg/m^2，口服，每天 2 次，第 1~7 天；

每 2 周重复

[CapIRI + 贝伐珠单抗]

伊立替康 180mg/m^2，静脉输注 30~90 分钟，第 1 天；

卡培他滨，每次 1 000mg/m^2，口服，每天 2 次，第 1~7 天；

贝伐珠单抗 5mg/kg，静脉输注，第 1 天；

每 2 周重复

[mXELIRI]

伊立替康 200mg/m^2，静脉输注 30~90 分钟，第 1 天；

卡培他滨，每次 800mg/m^2，口服，每天 2 次，第 1~14 天；

每 3 周重复

[mXELIRI + 贝伐珠单抗]

伊立替康 200mg/m^2，静脉输注 30~90 分钟，第 1 天；

卡培他滨，每次 800mg/m^2，口服，每天 2 次，第 1~14 天；

贝伐珠单抗 7.5mg/kg，静脉输注，第 1 天；

每 3 周重复

对于 UGT1A1*28 和 *6 为纯合变异型或双杂合变异型，伊立替康推荐剂量为 150mg/m^2

[卡培他滨]

每次 1 250mg/m^2，口服，每天 2 次，第 1~14 天；

每 3 周重复

[卡培他滨 + 贝伐珠单抗]

每次 1 250mg/m^2，口服，每天 2 次，第 1~14 天；

贝伐珠单抗 7.5mg/kg，静脉输注，第 1 天，每 3 周重复

[简化的双周 5-FU 输注 /LV 方案（sLV5FU2）]

LV 400mg/m^2，静脉滴注 2 小时，第 1 天；

随后 5-FU 400mg/m^2，静脉推注，第 1 天；然后 1 200mg/（m^2·d）×2 天持续静脉输注（总量 2 400mg/m^2，输注 46~48 小时）；

每 2 周重复

[FOLFOXIRI]

伊立替康 165mg/m^2，静脉输注，第 1 天；

奥沙利铂 85mg/m^2，静脉输注，第 1 天；

LV 400mg/m^2，静脉输注，第 1 天；

5-FU 总量 2 400~3 200mg/m^2，第 1 天，持续静脉输注 48 小时；

每 2 周重复

[**FOLFOXIRI + 贝伐珠单抗**]
伊立替康 165mg/m²，静脉输注，第 1 天；
奥沙利铂 85mg/m²，静脉输注，第 1 天；
LV 400mg/m²，静脉输注，第 1 天；
5-FU 总量 2 400~3 200mg/m²，第 1 天，持续静脉输注 48 小时；
贝伐珠单抗 5mg/kg，静脉输注，第 1 天；
每 2 周重复

[**伊立替康**]
伊立替康 125mg/m²，静脉输注 30~90 分钟，第 1、8 天，每 3 周重复；
或伊立替康 300~350mg/m²，静脉输注 30~90 分钟，第 1 天，每 3 周重复

[**西妥昔单抗 + 伊立替康**]
西妥昔单抗，首次剂量 400mg/m²，静脉输注，然后 250mg/m²，每周 1 次；
或西妥昔单抗 500mg/m²，静脉输注，每 2 周 1 次；
伊立替康 300~350mg/m²，静脉输注，每 3 周重复；
或伊立替康 180mg/m²，静脉输注，每 2 周重复；

或伊立替康 125mg/m^2，静脉输注，第 1、8 天，每 3 周重复

[西妥昔单抗]
西妥昔单抗，首次剂量 400mg/m^2，静脉输注，然后 250mg/m^2，每周 1 次；
或西妥昔单抗 500mg/m^2，静脉输注，每 2 周 1 次

[瑞戈非尼]
瑞戈非尼 160mg，口服，每天 1 次，第 1~21 天，每 28 天重复；
或第一周期可采用剂量滴定的方法：第 1 周 80mg/d，第 2 周 120mg/d，第 3 周 160mg/d

[呋喹替尼]
呋喹替尼 5mg，口服，每天 1 次，第 1~21 天，每 28 天重复

[曲氟尿苷替匹嘧啶（**TAS-102，FTD/TPI**）]
曲氟尿苷替匹嘧啶（TAS-102，FTD/TPI）35mg/m^2（单次最大量 80mg），口服，每天 2 次，第 1~5 天和第 8~12 天，每 28 天重复

[曲氟尿苷替匹嘧啶（**TAS-102，FTD/TPI**）+ 贝伐珠单抗]
曲氟尿苷替匹嘧啶（TAS-102，FTD/TPI）35mg/m^2（单次最大量 80mg），口服，每天 2 次，第

1~5 天和第 8~12 天，每 28 天重复；

贝伐珠单抗 5mg/kg，静脉输注，第 1 天，每 14 天重复；

或曲氟尿苷替匹嘧啶（TAS-102，FTD/TPI）35mg/m^2（单次最大量 80mg），口服，每日 2 次，第 1~5 天，每 14 天重复；

贝伐珠单抗 5mg/kg，静脉输注，第 1 天，每 14 天重复

[雷替曲塞]

雷替曲塞 3mg/m^2，静脉输注（50~250ml 0.9% 氯化钠注射液或 5% 葡萄糖注射液）15 分钟，每 3 周重复；

雷替曲塞 2mg/m^2，静脉输注（50~250ml 0.9% 氯化钠注射液或 5% 葡萄糖注射液）15 分钟，每 2 周重复（与奥沙利铂或伊立替康联合使用时建议优选 2 周方案）

[帕博利珠单抗]（仅适用于 dMMR/MSI-H）

帕博利珠单抗 200mg，静脉输注，第 1 天，每 3 周重复；

或帕博利珠单抗 2mg/kg，静脉输注，第 1 天，每 3 周重复

[纳武利尤单抗]（仅适用于 dMMR/MSI-H）

纳武利尤单抗 3mg/kg，静脉输注，第 1 天，每 2 周重复；

或纳武利尤单抗 240mg，静脉输注，第 1 天，每 2 周重复；

或纳武利尤单抗 480mg，静脉输注，第 1 天，每 4 周重复

[纳武利尤单抗 + 伊匹木单抗]（仅适用于 dMMR/MSI-H）
纳武利尤单抗 3mg/kg，静脉输注 30 分钟，第 1 天，每 3 周重复；
伊匹木单抗 1mg/kg，静脉输注 30 分钟，第 1 天，每 3 周重复；
共计 4 周期之后纳武利尤单抗 3mg/kg 或纳武利尤单抗 240mg，静脉输注，第 1 天，每 2 周重复；
或纳武利尤单抗 480mg，静脉输注，第 1 天，每 4 周重复

[恩沃利单抗]（仅适用于 dMMR/MSI-H）
恩沃利单抗 150mg，皮下注射，第 1 天，每周重复

[斯鲁利单抗]（仅适用于 dMMR/MSI-H）
斯鲁利单抗 3mg/kg，静脉输注，第 1 天，每 2 周重复

[替雷利珠单抗]（仅适用于 dMMR/MSI-H）
替雷利珠单抗 200mg，静脉输注，第 1 天，每 3 周重复

[曲妥珠单抗 + 帕妥珠单抗]（仅适用于 HER-2 扩增）
曲妥珠单抗，首次 8mg/kg，静脉输注，第 1 天；然后 6mg/kg 静脉输注，每 3 周重复；

结肠癌的治疗原则

帕妥珠单抗，首次 840mg，静脉输注，第 1 天；然后 420mg 静脉输注，每 3 周重复

[曲妥珠单抗 + 拉帕替尼]（仅适用于 **HER-2** 扩增）
曲妥珠单抗，首次 8mg/kg，静脉输注，第 1 天；然后 6mg/kg 静脉输注，每 3 周重复；
拉帕替尼 1 000mg，口服，每日 1 次

[维莫非尼 + 伊立替康 + 西妥昔单抗]（仅适用于 *RAS* 野生 */BRAF* **V600E** 突变）
维莫非尼 960mg，口服，每日 2 次；
伊立替康 180mg/m^2，静脉输注，第 1 天，每 2 周 1 次；
西妥昔单抗 500mg/m^2，静脉输注，第 1 天，每 2 周 1 次

[达拉非尼 + 西妥昔单抗 ± 曲美替尼]（仅适用于 *RAS* 野生 */BRAF* **V600E** 突变）
达拉非尼 150mg，口服，每日 2 次；
西妥昔单抗 500mg/m^2，静脉输注，第 1 天，每 2 周重复；
或 ± 曲美替尼 2mg，口服，每日 1 次

3.3 结肠癌的随访

目的 [a, b]	I级推荐	II级推荐	III级推荐
I~III期疾病的术后随访	1. 随访频率 I期：每6个月一次，共5年 II~III期：每3个月一次，共3年；然后每6个月一次，至术后5年；5年后每年一次随访	较I级推荐更高的随访频率	
	2. 随访内容（无特指时即为每次） 1）体格检查，强调肛门指诊 2）血CEA 3）肝脏超声检查（I~II期） 4）每年一次胸腹盆腔CT（III期或CEA、超声异常时） 5）结肠镜检查 [c]	胸腹盆腔增强CT 曾经升高过的标志物	肝脏超声造影 [d] PET/CT [e]
IV期转移瘤R0切除/毁损后	1. 随访/监测频率：前3年每3个月一次，然后6个月一次至5年。5年后1年一次	较I级推荐更频密的随访频率	
	2. 随访/监测内容 1）体检 2）血CEA 3）每6~12个月一次胸腹盆腔增强CT	腹部盆腔超声检查 胸部X线片 结肠镜检查 [c] 曾经升高过的标志物	肝脏超声造影 [d] PET/CT [e]

结肠癌的治疗原则

【注释】

a 随访/监测的主要目的是发现可以接受潜在根治为目的治疗的转移复发，同时要考虑卫生经济学效应；无高级别循证医学证据支持何为最佳的随访/监测策略。

b 如果患者身体状况不允许接受一旦复发而需要的抗肿瘤治疗，则不主张对患者进行常规肿瘤随访/监测。

c 肠镜检查的策略[1]：推荐术后1年内进行结肠镜检查，如果术前因肿瘤梗阻无法行全结肠镜检查，术后3~6个月检查；每次肠镜检查若发现进展期腺瘤（绒毛状腺瘤，直径大于1cm，或有高级别不典型增生），需在1年内复查；若未发现进展期腺瘤，则3年内复查，然后每5年一次。

d 适用于普通超声或CT检查怀疑肝转移时。

e PET/CT仅推荐用于临床怀疑复发，但常规影像学阴性的时候，如持续CEA升高；不推荐将PET列为常规随访/监测手段。

f 近期有研究显示，动态ctDNA监测有助于提前预警术后复发转移[2-4]，但其是否应常规用于术后随访并指导治疗仍存在争议。

参考文献

[1] REX DK, KAHI CJ, LEVIN B, et al. Guidelines for colonoscopy surveillance after cancer resection: A consensus update by the American Cancer Society and the US Multi-Society Task Force on Colorectal Cancer. Gastroenterology, 2006, 130 (6): 1865-1871.

[2] REINERT T, HENRIKSEN TV, CHRISTENSEN E, et al. Analysis of plasma cell-free DNA by ultradeep sequencing in patients with stages I to III colorectal cancer. JAMA Oncology, 2019, 5 (8): 1124-1131.

[3] TIE J, COHEN JD, WANG Y, et al. Circulating tumor DNA analyses as markers of recurrence risk and benefit of adjuvant therapy for stage III colon cancer. JAMA Oncol, 2019, 5: 1710-1717.

[4] CHEN G, PENG J, XIAO Q, et al. Postoperative circulating tumor DNA as markers of recurrence risk in stages II to III colorectal cancer. J Hematol Oncol, 2021, 14: 80.

结肠癌的治疗原则

4 直肠癌的治疗原则

4.1 非转移性直肠癌的治疗原则

4.1.1 直肠腺瘤的治疗原则 [a, c]

分期	分层	I 级推荐	II 级推荐	III 级推荐
直肠高级别上皮内瘤变	病灶距肛缘 ≤8cm	经肛局部切除术或内镜下切除	TEM [b]	腹腔镜或剖腹直肠肠段切除术
	病灶距肛缘 8~15cm	内镜下切除	1. TEM [b] 2. 腹腔镜或剖腹直肠肠段切除术	

【注释】

a "3.1.1.1.1 内镜治疗策略"里的所有原则均适用于直肠腺瘤的治疗。

b TEM 是一种借助特殊器械经肛门切除肿瘤的手术方法,可以对更近端的直肠病灶进行切除(20cm 以内),优点为可直视下进行全层切除术和缝合术 [1-2]。

c 直肠腺瘤局部切除术后的处理参见"3.1.1.1.2 息肉镜下切除术后的处理策略"。

参考文献

[1] AL-NAJAMI I, RANCINGER CP, LARSEN MK, et al. Transanal endoscopic microsurgery for advanced polyps and early cancers in the rectum-Long-term outcome: A STROBE compliant observational study. Medicine (Baltimore),

2016, 95 (36): e4732.

[2] TANAKA S, KASHIDA H, SAITO Y, et al. JGES Guidelines for colorectal endoscopic submucosal dissection/endo-scopic mucosal resection. Dig Endosc, 2015, 27 (4): 417-434.

4.1.2　$cT_{1\sim2}N_0$ 直肠癌的治疗原则

分期	分层	I 级推荐	II 级推荐	III 级推荐
cT_1N_0	保留肛门括约肌有困难 [a]	经肛门局部切除 [b] 直肠癌根治术 [c]	如患者有强烈保肛意愿： 同步放化疗 [d]，如果： 临床完全缓解（cCR）[e] 观察等待 [f] ycT_1- 经肛门局部切除	
	保留肛门括约肌无困难	直肠癌根治术 [c]	1. 内镜下切除 [b] 2. 经肛门局部切除（含 TEM）[b]	
cT_2N_0	保留肛门括约肌有困难 [a]	直肠癌根治术 [c]	如患者有强烈保肛意愿： 术前同步放化疗 [d]，如果 临床完全缓解（cCR）[e] 观察等待 [f] ycT_1- 经肛门局部切除 ycT_2- 直肠癌根治术 [c]	
	保留肛门括约肌无困难	直肠癌根治术 [c]		
$cT_{1-2}N_0$	存在无法手术的医学因素		同步放化疗 [g]	短程放疗 [h] +/- 化疗 [i]

【注释】

a 适用于患者对保留肛门括约肌有强烈愿望、不愿意接受腹会阴联合切除术（APR）者。

b 局部切除术后病理检查具有以下情况之一时，需要挽救性直肠癌根治术：肿瘤组织学分化差、脉管浸润、切缘阳性、肿瘤浸润超过黏膜下肌层外 1/3（SM_3 级）、黏膜下层浸润>1mm 或 T_2 期肿瘤[1-2]。如不接受挽救性手术，应行放化疗。

c 直肠癌根治术

1）中低位直肠癌应该行全直肠系膜切除术（TME）[3]，高位直肠癌行广泛系膜切除术（切除肿瘤下缘至少 5cm 的直肠系膜）。

2）腹腔镜/机器人辅助的直肠癌根治术：尽管具有微创与保肛的优势，但长期肿瘤学疗效仍有待进一步评估，建议在有经验的中心开展。

3）侧方淋巴结清扫的外科原则：基线侧方淋巴结转移（LLNM）的诊断标准参见"影像诊断"部分；不建议对影像学未确诊的侧方淋巴结行预防性清扫；影像确诊的 LLNM，建议先行术前新辅助放化疗，然后再行侧方淋巴结清扫；如果治疗后淋巴结影像学消失，可以随访观察[4]。

d 如果患者考虑非根治性手术治疗，推荐常规分割同步放化疗，50~54Gy/25~30 次，有条件的中心推荐常规分割同步放化疗后的间歇期巩固化疗。参考 TAU-TEM 试验[5]，优先考虑局部切除；部分无法进行手术或者明确拒绝手术治疗患者可以考虑进行局部加量，治疗方案可参考 WW2、OPERA 等试验[6-8]，需要与患者充分沟通出血等毒性反应风险的增加。对于 dMMR/MSI-H 的患者，可考虑根据 MSKCC、中山大学附属肿瘤医院局部进展期直肠癌免疫治疗临床研究[9-10]

的结果外推，经 MDT 讨论后可考虑先行免疫检查点抑制剂治疗，然后评估是否手术，并制订手术方案。关于治疗反应的评价，强烈推荐治疗结束后 2~3 个月，采用盆腔 MRI、腹部 / 盆腔 CT、结直肠镜和肛诊进行评估。如果患者接受了非根治性手术治疗，推荐密切随访检查，治疗结束后 2 年内每 3 个月行结直肠镜和肛诊检查，随后每 6~12 个月检查一次；MRI 检查在治疗结束后 2 年内每 3~6 个月检查一次，随后每 6~12 个月检查一次；随访需要至少持续 5 年时间。由于肛诊检查简单方便无痛苦，有条件的患者可增加检查频率。

e cCR 为 clinical complete remission 的缩写，代表"临床完全缓解"。目前对于 cCR 的国际公认标准[11]：①肛门指诊（DRE）原肿瘤区域正常，没有肿瘤性肿块可触及；②内镜下无可见肿瘤性征象，或者仅有少量残留的红斑性溃疡或瘢痕；③盆腔高分辨率 MRI 检查，实质性缩小，无可观察到的残留肿瘤占位或仅存在残余纤维化（扩散加权成像信号有限），有时与水肿导致的残余肠壁增厚相关，无可疑淋巴结；④内镜活检，不强制用于定义 cCR，特别对于满足 DRE、直肠镜检查和 MRI cCR 标准的患者不应进行活检。

f "观察等待"策略目前国际和国内都在探索，应用时需要与患者有充分沟通和较高频度的随访。随访内容参见注释 d。此外，应详细告知拟选择"观察等待"的患者以下信息：鉴于目前诊断手段的局限性，cCR 与 pCR 之间的判断符合率仍然不尽如人意，存在肿瘤残留（包括黏膜以外的直肠壁及系膜内淋巴结）以及随之而来的肿瘤原位再生长，乃至远处转移的风险，患者需要遵医嘱接受密切的治疗后监测；肿瘤复发或转移后的补救治疗措施及后果也应该详细告知。

g 参见 4.1.3 的注释 b。

h 参见 4.1.3 的注释 e。

参考文献

［1］NASCIMBENI R, BURGART LJ, NIVATVONGS S, et al. Risk of lymph node metastasis in T1 carcinoma of the colon and rectum. Dis Colon Rectum, 2002, 45 (2): 200-206.

［2］YAMAMOTO S, WATANABE M, HASEGAWA H, et al. The risk of lymph node metastasis in T1 colorectal carcinoma. Hepatogastroenterology, 2004, 51 (58): 998-1000.

［3］HEALD RJ, HUSBAND EM, RYALL RD. The mesorectum in rectal cancer surgery: The clue to pelvic recurrence？. Br J Surg, 1982, 69 (10): 613-616.

［4］中国医师协会内镜医师分会腹腔镜外科专业委员会，中国医师协会结直肠肿瘤专业委员会腹腔镜专业委员会，中华医学会外科学分会结直肠外科学组，等. 中国直肠癌侧方淋巴结转移诊疗专家共识 (2024 版). 中华胃肠外科杂志 , 2024, 27 (1): 1-14.

［5］SERRA-ARACIL X, PERICAY C, BADIA-CLOSA J, et al. Short-term outcomes of chemoradiotherapy and local excision versus total mesorectal excision in T2-T3ab, N0, M0 rectal cancer: A multicentre randomised, controlled, phase Ⅲ trial (the TAU-TEM study). Ann Oncol, 2023, 34 (1): 78-90.

［6］GERARD JP, MYINT AS, BARBET N, et al. Targeted radiotherapy using contact X-ray brachytherapy 50 kV. Cancers (Basel), 2022, 14 (5): 1313.

［7］JENSEN LH, RISUM S, NIELSEN JD, et al. Curative chemoradiation for low rectal cancer: Primary clinical outcomes from a multicenter phase Ⅱ trial. J Clin Oncol, 2022, 40 (17_suppl): LBA3514.

［8］GERAD JP, BARBET NN, TANGUY PL, et al. Contact x-ray brachytherapy (Papillon) in addition to chemoradiotherapy to improve organ preservation in early cT2-T3 rectal adenocarcinoma: The 3-year results of OPERA randomized trial (NCT02505750). J Clin Oncol, 2022, 40 (16_suppl): 3512.

[9] CERCEK A, LUMISH M, SINOPOLI J, et al. PD-1 blockade in mismatch repair-deficient, locally advanced rectal cancer. N Engl J Med, 2022, 386 (25): 2363-2376.

[10] CHEN G, JIN Y, GUAN WL, et al. Neoadjuvant PD-1 blockade with sintilimab in mismatch-repair deficient, locally advanced rectal cancer: An open-label, single-centre phase 2 study. Lancet Gastroenterol Hepatol, 2023, 8 (5): 422-431.

[11] FOKAS E, APPELT A, GLYNNE-JONES R, et al. International consensus recommendations on key outcome measures for organ preservation after (chemo) radiotherapy in patients with rectal cancer. Nat Rev Clin Oncol, 2021, 18 (12): 805-816.

4.1.3 cT$_3$/cT$_4$ 或 N$_+$ 直肠癌的治疗原则

此部分适用于经 MRI 评估肿瘤下极距肛缘 10cm 以下的中低位直肠癌。10cm 以上的高位直肠癌，治疗原则参见结肠癌。在对危险度分层 MRI 有很好质控的情况下，可考虑分层治疗，部分参照 2017 年 ESMO 和 2020 年 ASTRO 直肠癌治疗指南。

pMMR/MSS 或者 MMR/MS 状态不明的患者治疗

分期	分层	I 级推荐	II 级推荐	III 级推荐
cT₃，任何 N 且 MRF−；cT₁₋₂, N₊	保留肛门括约肌无困难	同步放化疗[b] +/− 间隔期化疗[c]（再次评估）+ 直肠癌根治术 + 辅助化疗[d, h]（1A 类）	短程放疗[e] + 直肠癌根治术 + 辅助化疗[d, h]（1B 类）对于高选择性的低度复发风险患者[l]：化疗（评估）+ 选择性放化疗[m]（再次评估）+ 直肠癌根治术 +/− 化疗（根据术后病理放化疗 / 化疗）（1B 类）	直肠癌根治术 +/− 辅助治疗[d, f, h]
	保留肛门括约肌有困难	同步放化疗[b] +/− 间隔期化疗[c]（再次评估）+ 直肠癌根治术 + 辅助化疗[d, h]（1A 类）	化疗[g] + 同步放化疗[b]（再次评估）+ 直肠癌根治术 +/− 化疗[d, g, h]（1B 类）强化同期放化疗方案[b]（卡培他滨联合伊立替康的同步放化疗）（再次评估）+ 直肠癌根治术 + 辅助化疗[d, h]（1B 类）短程放疗[g] + 12~16 周化疗 + 直肠癌根治术（1B 类）	

pMMR/MSS 或者 MMR/MS 状态不明的患者治疗（续）

分期	分层	Ⅰ级推荐	Ⅱ级推荐	Ⅲ级推荐
cT$_3$，任何 N，伴 MRF+；cT$_4$，任何 N[i]	无	同步放化疗[b] +/– 间隔期化疗[c]（再次评估）+ 直肠癌根治术 + 辅助化疗[d, h]（1A 类）	化疗[g]+ 同步放化疗[b]（再次评估）+ 直肠癌根治术 +/– 化疗[d, g, h]（1B 类） 强化同步放化疗方案[b]（卡培他滨联合伊立替康的同步放化疗）（再次评估）+ 直肠癌根治术 + 辅助化疗[d, h]（1B 类） 短程放疗[e]+12~16 周化疗 + 直肠癌根治术（1B 类）	
cT$_{3-4}$ 或 N$_+$，新辅助放化疗后 cCR（评估标准参见 4.1.2 注释 e）	保肛不存在技术难度	直肠癌根治术 +/– 辅助化疗[d, h]	观察等待（参见 4.1.2 注释 f）[j]	
	保肛存在技术难度但保肛意愿强烈的患者	观察等待（参见 4.1.2 注释 f）[j]		

直肠癌的治疗原则

107

pMMR/MSS 或者 MMR/MS 状态不明的患者治疗（续）

分期	分层	I 级推荐	II 级推荐	III 级推荐
cT_{3-4} 或 N_+，术前存在综合治疗禁忌或其他原因未行术前放疗者	直肠癌根治术后 $pT_{1-2}N_0$	观察		
	直肠癌根治术后 pT_{3-4} 或 N_+	经再评估后无放化疗禁忌证者，辅助化疗 d, k, h + 辅助放疗 b, h + 辅助化疗 d（1A 类）	经再评估后无放化疗禁忌证者，辅助放疗 b, k, h + 辅助化疗 d（1B 类）	
cT_{3-4} 任何 N	存在无法手术的医学因素		同步放化疗 b +/- 化疗 d	

对于 dMMR/MSI-H 患者，特别是保留肛门括约肌有困难或者 T_{4b} 无法取得 R0 切除的患者，可考虑新辅助免疫治疗后再行 MDT 评估手术时机和手术方案。关于新辅助免疫治疗的具体药物选择，可参考 MSKCC 局部进展期直肠癌免疫治疗临床研究（多塔利单抗）[1]，考虑到药物的可及性，亦可考虑应用其他同类药物或者参加临床试验。

【注释】

a MRF 通过测量肿瘤到直肠系膜筋膜的最近距离决定。MRF 阴性：距离直肠系膜筋膜和肛提肌均大于 1mm，且未侵入括约肌间平面。

b 术前放化疗的治疗策略仍是中低位局部晚期直肠癌（II、III 期）的标准治疗策略[2-5]（4.1.4 附录）。术前放疗前后加强全身化疗强度是总趋势，多项研究表明可带来生存获益或提高 pCR，但具体何种方式最佳尚不清楚。不建议临床试验以外直肠癌放疗同时应用贝伐珠单抗或西妥昔单抗等靶向药物。而对于保肛存在技术难度但保肛意愿强烈的患者，可考虑手术前给予更高强度的治疗方案以追求高 pCR 率，如卡培他滨联合伊立替康的同步放化疗的 CinClare 研究方案[6]，或 FOLFOX 同步放疗的 FOWARC 研究方案[7]，或在间隔期联合化疗[8]，包括全程新辅助治疗（total neoadjuvant therapy，TNT）的方式[9-10]。照射范围可参考《直肠癌术前 / 术后适形 / 调强放疗靶区勾画共识与图谱》和 RTOG 盆腔轮廓图谱[11]。根据术前放化疗后的疗效评估，决定直肠癌根治术的术式。

c 增加放化疗后肿瘤退缩的处理措施：①延长间隔期，在经典（传统）长程放化疗后，等待 6~11 周后行手术治疗，可帮助患者从术前放化疗的毒性反应中恢复，同时使肿瘤充分退缩。术前需再评估 R0 切除的可行性。②巩固化疗，有研究提示放化疗后加入巩固化疗，可以进一步增加肿瘤的退缩，提高 pCR 率，巩固化疗方案可采用 FOLFOX、CAPEOX、5-FU/LV 或者卡培他滨，巩固化疗的疗程推荐 12~16 周，巩固化疗结束后 2~4 周行手术治疗，术前再行 MRI 评估。③采用 TNT 的治疗模式，优先同步放化疗再序贯全身化疗的模式，更有利于肿瘤的退缩和免除 TME 手术[9-10]。对于经直肠指检、直肠 MRI 及直接的内镜评估临床上已经获得完全缓解（cCR）的患者，可以考虑进行"等待和观察"（4.1.2 注释 e 和 f）。这是需要在有经验的多学科中心进行的一种非手术的治疗方法。

d 术后辅助化疗方案参见"3.1.1.3 术后辅助化疗"。接受术前新辅助放化疗的患者应接受术后辅助化疗，术前术后总疗程推荐为 6 个月[12]。对于接受新辅助放化疗后，术后病理分期 ≤ yp Ⅱ 期的患者，与患者充分沟通后，可考虑氟尿嘧啶类单药辅助化疗[13]。

e 短程放疗：建议行多学科讨论是否采用短程放疗[14-18]，主要考虑其降期的必要性和可能的长期毒性反应。经典短程放疗具体方案为 5 × 5Gy，每天 1 次，每次 5Gy，共 5 天，连续照射，建议采用 3D-CRT 或 IMRT（VMAT）技术。不推荐同期应用化疗药物和靶向药物。对于低复发风险（T_3）、无器官保留需求的患者，可考虑短程放疗后 1 周内手术。对于高复发风险（MRI 评估存在以下情况之一者：$cT_{4a/b}$、EMVI+、cN_2、MRF+、侧方淋巴结阳性）患者，建议短程放疗后行巩固化疗，再给予手术治疗。

f 考虑到放化疗带来的毒性，对于局部复发低风险 [有腹膜覆盖、MRF 阴性、EMVI 阴性、$T_{3a/b}$（即肿瘤侵出肌层深度为 1~5mm）]、且保留肛门括约肌无困难的直肠癌患者可采用手术 + 辅助化疗的治疗方案[19-21]。

g 化疗 + 放化疗 + 手术的治疗策略可以作为一种治疗选择。术前化疗方案可参考辅助化疗，或借鉴 PRODIGE 23 的研究模式（体力情况佳的患者）[22-23]。

h 术后辅助治疗建议及早开始，不迟于术后 8 周。而术后辅助放疗开始时间如有会阴部伤口愈合不良、肠道功能恢复差等术后情况，可适当延迟，建议不超过 12 周。

i 对于 pMMR/MSS 的患者，此前已有数个 II 期研究提示：新辅助放化疗联合免疫治疗可以获得更高的病理学完全缓解[24-28]。首个评估新辅助短程放疗序贯免疫和化疗治疗局部进展期直肠癌的 III 期试验（UNION）证实可获得显著的病理学完全缓解，其远期疗效仍在随访中[29]。

j 如果考虑非手术治疗，则优先推荐先放化疗后巩固化疗的模式[23]（参见 4.1.2 的注释 d ）。

k 再次评估，如果可以接受综合治疗，则进行辅助治疗，总的辅助治疗的疗程包括化疗和放疗不超过 6 个月[12]。

l 选择性放化疗的指征：低度复发危险，无保肛困难和需求的中上段直肠癌，在规范直肠癌 MR 分期为 cT_2N_1、cT_3N_{0-1}[30]。需要注意的是，如为 cT_4、cN_2 及低位直肠癌等，仍需要新辅助放化疗。此外，对于侧方淋巴结阳性直肠癌，建议新辅助放化疗。

m 化疗方案：FOLFOX，5~6 周期。具体策略：计划先给予新辅助化疗 FOLFOX 方案 6 周期后评估，如果只完成了 4 周期以下化疗或完成 5~6 周期化疗后评估肿瘤消退<20% 者，则需追加同步放化疗[30]。

n 关于直肠癌根治术：

1）中低位直肠癌应该行全直肠系膜切除术（TME）[31]，高位直肠癌行广泛系膜切除术（切除肿瘤下缘至少 5cm 的直肠系膜）

2）腹腔镜 / 机器人辅助的直肠癌根治术：尽管具有微创与保肛的优势，但长期肿瘤学疗效仍有待进一步评估，建议在有经验的中心开展。

3）侧方淋巴结清扫的外科原则：基线侧方淋巴结转移（LLNM）的诊断标准参见 '影像诊断' 部分；不建议对影像学未确诊的侧方淋巴结行预防性清扫；影像确诊的 LLNM，建议先行术前新辅助放化疗，然后再行侧方淋巴结清扫；如果治疗后淋巴结影像学消失，可以随访观察[32]。

参考文献

[1] CERCEK A, LUMISH M, SINOPOLI J, et al. PD-1 blockade in mismatch repair-deficient, locally advanced rectal cancer. N Engl J Med, 2022, 386 (25): 2363-2376.

[2] SAUER R, LIERSCH T, MERKEL S, et al. Preoperative versus postoperative chemoradiotherapy for locally advanced rectal cancer: Results of the German CAO/ARO/AIO-94 randomized phase III trial after a median follow-up of 11 years. J Clin Oncol, 2012, 30 (16): 1926-1933.

[3] GÉRARD JP, CONROY T, BONNETAIN F, et al. Preoperative radiotherapy with or without concurrent fluorouracil and leucovorin in T3-4 rectal cancers: Results of FFCD 9203. J Clin Oncol, 2006, 24 (28): 4620-4625.

[4] BOSSET JF, CALAIS G, MINEUR L, et al. Enhanced tumorocidal effect of chemotherapy with preoperative radiotherapy for rectal cancer: Preliminary results EORTC 22921. J Clin Oncol, 2005, 23 (24): 5620-5627.

[5] HOFHEINZ RD, WENZ F, POST S, et al. Chemoradiotherapy with capecitabine versus fluorouracil for locally advanced rectal cancer: A randomised, multicentre, non-inferiority, phase 3 trial. Lancet Oncol, 2012, 13 (6): 579-588.

[6] ZHU J, LIU A, SUN X, et al. Multicenter, randomized, phase III trial of neoadjuvant chemoradiation with capecitabine and irinotecan guided by UGT1A1 status in patients with locally advanced rectal cancer. J Clin Oncol, 2020, 38 (36): 4231-4239.

[7] DENG Y, CHI P, LAN P, et al. Neoadjuvant modified FOLFOX6 with or without radiation versus fluorouracil plus radiation for locally advanced rectal cancer: Final results of the Chinese FOWARC Trial. J Clin Oncol, 2019, 37 (34): 3223-3233.

[8] GARCIA-AGUILAR J, CHOW OS, SMITH DD, et al. Effect of adding mFOLFOX6 after neoadjuvant chemoradia-

tion in locally advanced rectal cancer: A multicentre, phase 2 trial. Lancet Oncol, 2015, 16 (8): 957-966.

[9] CERCEK A, ROXBURGH C, STROMBOM P, et al. Adoption of total neoadjuvant therapy for locally advanced rectal cancer. JAMA Oncol, 2018, 4 (6): e180071.

[10] GARCIA-AGUILAR J, PATIL S, GOLLUB MJ, et al. Organ preservation in patients with rectal adenocarcinoma treated with total neoadjuvant therapy. J Clin Oncol, 2022, 40 (23): 2546-2556.

[11] GAY HA, BARTHOLD HJ, O'MEARA E, et al. Pelvic normal tissue contouring guidelines for radiation therapy: A radiation therapy oncology group consensus panel atlas. Int J Radiat Oncol Biol Phys, 2012, 83 (3): e353-e362.

[12] ANDRÉ T, BONI C, MOUNEDJI-BOUDIAF L, et al. Oxaliplatin, fluorouracil, and leucovorin as adjuvant treatment for colon cancer. N Engl J Med, 2004, 350 (23): 2343-2351.

[13] HONG YS, NAM BH, KIM KP, et al. Oxaliplatin, fluorouracil, and leucovorin versus fluorouracil and leucovorin as adjuvant chemotherapy for locally advanced rectal cancer after preoperative chemoradiotherapy (ADORE): An open-label, multicentre, phase 2, randomised controlled trial. Lancet Oncol, 2014, 15 (11): 1245-1253.

[14] PAHLMAN L, GLIMELIUS B, CEDERMARK B, et al. Improved survival with preoperative radiotherapy in resectable rectal cancer. N Engl J Med, 1997, 336 (14): 980-987.

[15] VAN GIJN W, MARIJNEN CA, NAGTEGAAL ID, et al. Preoperative radiotherapy combined with total mesorectal excision for resectable rectal cancer: 12-year follow-up of the multicentre, randomised controlled TME trial. Lancet Oncol, 2011, 12 (6): 575-582.

[16] BUJKO K, NOWACKI MP, NASIEROWSKA-GUTTMEJER A, et al. Long-term results of a randomized trial comparing preoperative short-course radiotherapy with preoperative conventionally fractionated chemoradiation for rectal cancer. Br J Surg, 2006, 93 (10): 1215-1223.

[17] NGAN SY, BURMEISTER B, FISHER RJ, et al. Randomized trial of short-course radiotherapy versus long-course chemoradiation comparing rates of local recurrence in patients with T3 rectal cancer: Trans-Tasman Radiation

直肠癌的治疗原则

Oncology Group Trial 01. 04. J Clin Oncol, 2012, 30 (31): 3827-3833.

[18] BAHADOER RR, DIJKSTRA EA, VAN ETTEN B, et al. Short-course radiotherapy followed by chemotherapy before total mesorectal excision (TME) versus preoperative chemoradiotherapy, TME, and optional adjuvant chemotherapy in locally advanced rectal cancer (RAPIDO): A randomised, open-label, phase 3 trial. Lancet Oncol, 2021, 22 (1): 29-42.

[19] LAI LL, FULLER CD, KACHNIC LA, et al. Can pelvic radiotherapy be omitted in select patients with rectal cancer ? . Semin Oncol, 2006, 33 (6 Suppl 11): S70-74.

[20] GUNDERSON LL, SARGENT DJ, TEPPER JE, et al. Impact of T and N stage and treatment on survival and relapse in adjuvant rectal cancer: A pooled analysis. J Clin Oncol, 2004, 22 (10): 1785-1796.

[21] TEPPER JE, O'CONNELL M, NIEDZWIECKI D, et al. Adjuvant therapy in rectal cancer: analysis of stage, sex, and local control-final report of intergroup 0114. J Clin Oncol, 2002, 20 (7): 1744-1750.

[22] CONROY T, BOSSET JF, ETIENNE PL, et al. Neoadjuvant chemotherapy with FOLFIRINOX and preoperative chemoradiotherapy for patients with locally advanced rectal cancer (UNICANCER-PRODIGE 23): A multicentre, randomised, open-label, phase 3 trial. Lancet Oncol, 2021, 22 (5): 702-715.

[23] VERHEIJ FS, OMER DM, WILLIAMS H, et al. Long-term results of organ preservation in patients with rectal adenocarcinoma treated with total neoadjuvant therapy:The randomized phase II OPRA trial. J Clin Oncol, 2024, 42 (5): 500-506.

[24] TAMBERI S, GRASSI E, ZINGARETTI C, et al. A phase II study of capecitabine plus concomitant radiation therapy followed by durvalumab (MEDI4736) as preoperative treatment in rectal cancer: PANDORA study final results. J Clin Oncol, 2022, 40 (17_suppl): LBA3513.

[25] WU A, LI YJ, JI DB, et al. Total neoadjuvant chemoradiation combined with neoadjuvant PD-1 blockade for patients with pMMR, high-risk, and locally advanced middle to low rectal cancer. J Clin Oncol, 2022, 40 (6_suppl): 3611.

直肠癌的治疗原则

[26] SALVATORE L, BENSI M, CORALLO S, et al. Phase II study of preoperative (PREOP) chemoradiotherapy (CTRT) plus avelumab (AVE) in patients (PTS) with locally advanced rectal cancer (LARC): The AVANA study. J Clin Oncol, 2022, 39 (15_suppl): 3511.

[27] GEORGE TJ, YOTHERS G, JACOBS SA, et al. Phase II study of durvalumab following neoadjuvant chemoRT in operable rectal cancer: NSABP FR-2. J Clin Oncol, 2022, 40 (4_suppl): 99.

[28] ZHANG T, TAO K, LIN Z, et al. LBA25 Neoadjuvant short-course radiotherapy followed by camreli zumab plus chemotherapy versus long-course chemoradiotherapy followed by chemotherapy in locally advanced rectal cancer: A randomized phase III trial (UNION). Ann Oncol, 2023, 34: S1266-S1267.

[29] LIN Z, CAI M, ZHANG P, et al. Phase II, single-arm trial of preoperative short-course radiotherapy followed by chemotherapy and camrelizumab in locally advanced rectal cancer. J Immunother Cancer, 2021, 9 (11): e003554.

[30] SCHRAG D, SHI Q, WEISER MR, et al. Preoperative treatment of locally advanced rectal cancer. N Engl J Med, 2023, 389 (4): 322-334.

[31] HEALD RJ, HUSBAND EM, RYALL RD. The mesorectum in rectal cancer surgery: The clue to pelvic recurrence？. Br J Surg, 1982, 69 (10): 613-616.

[32] 中国医师协会内镜医师分会腹腔镜外科专业委员会, 中国医师协会结直肠肿瘤专业委员会腹腔镜专业委员会, 中华医学会外科学分会结直肠外科学组, 等. 中国直肠癌侧方淋巴结转移诊疗专家共识 (2024 版)[J]. 中华胃肠外科杂志, 2024, 27 (1): 1-14.

4.1.4 附录

4.1.4.1 放射治疗的原则

放射野应包括肿瘤（或瘤床）及 2~5cm 的安全边界、骶前淋巴结、髂内淋巴结和闭孔淋巴结。T_4 肿瘤侵犯前方结构时可考虑照射髂外淋巴结。

应用三维精确放疗技术，如三维适形放疗（3D-CRT/VMAT）或调强放疗（IMRT）。应采取改变体位或其他方法尽量减小照射野内的小肠体积。

放疗剂量：盆腔剂量 45.0~50.4Gy/25~28 次，单次剂量 1.8~2.0Gy。

对于可切除肿瘤或术后，照射 45Gy 后，为减少肠道的受照体积和剂量，应考虑局部肿瘤或瘤床追加剂量。术前放疗追加剂量为 5.4Gy/3 次，术后放疗为 5.4~9.0Gy/3~5 次。

短程放疗（25Gy 分 5 次照射）后 1 周内给予手术治疗，可以作为腔内超声或直肠 MRI 分期为 T_3 且无保留括约肌要求的直肠癌患者的治疗选择。

小肠受量应限制在 50Gy 内，具体限制可参考 QUANTEC 推荐的剂量限制参数（基于小肠肠袢的体积 V15<120ml，基于整个腹膜腔的体积 V45<195ml）。

对于不可切除的肿瘤，如果技术上可行，考虑周围正常组织情况，放疗剂量可以局部加量至 54~56Gy，如评估后仍无法切除，周围正常组织可耐受，递增至 60Gy。

短程放疗不建议同期使用化疗药物。长程放疗期间同期使用氟尿嘧啶为基础的化疗。为保留肛门括约肌需增加肿瘤退缩或观察等待策略，可采用卡培他滨联合伊立替康的同步放化疗。联合伊立替康

需要在 *UGT1A1* 基因分型指导下，基因分型 *UGT1A1*1*1*（6/6 型）或 *UGT1A1*1*28*（6/7 型）患者推荐伊立替康的剂量分别为 80mg/m^2，每周 1 次和 65mg/m^2，每周 1 次。

肝或肺转移瘤数目如局限为寡转移，放疗可适用于高度选择的病例或者临床试验。放疗方法应该使用高度适形的方式。可选技术建议立体定向放疗或者 IMRT，3D-CRT（3 类）。

不良反应处理：

应该考虑给女性患者指导并使用阴道扩张器来缓解阴道狭窄引起的症状。

应该告知男性患者不孕不育的风险，并提供相关精子库的信息。

应该告知女性患者不孕不育的风险，并在治疗前提供相关卵母细胞、卵细胞、卵巢组织库的信息。

4.1.4.2 常用化疗方案

4.1.4.2.1 同期放化疗给药方案

放疗 + 卡培他滨：放疗 5 周，其间卡培他滨 825mg/m^2，每天 2 次，每周 5 天。

放疗 +5-FU 持续输注：225mg/（m^2·d），放疗期间持续滴注，每周 5 天。

放疗 + 伊立替康联合卡培他滨：*UGT1A1*1*1*（6/6 型）*UGT1A1*1*28*（6/7 型）的伊立替康剂量分别推荐 80mg/m^2，每周 1 次和 65mg/m^2，每周 1 次；卡培他滨 625mg/m^2，每天 2 次，每周 5 天。

4.1.4.2.2 术后辅助化疗方案

见"3.1.1.4 附：常用的结肠癌术后辅助化疗方案"。

4.2 转移性直肠癌的治疗原则

4.2.1 同时性转移性直肠癌的治疗原则[a]

分层[b]		I 级推荐	II 级推荐	III 级推荐
原发灶	转移瘤			
可切除，≤ 中度复发风险	可切除	同 "3.2.1.1 初始可切除转移性结肠癌" 的治疗原则		
	不可切除	同 "3.2.1.2 初始不可切除转移性结肠癌" 的治疗原则		
可切除，高度及极高度复发风险	可切除	同步放化疗[c]+ 全身治疗[d]+ 手术[e]	全身治疗[d] ± 同步放化疗[c]+ 手术[e]	
	不可切除	全身治疗[d] MDT 评估可切除性	短程放疗 + 全身治疗[d]	
不可切除	可切除	全身治疗[d]+ 同步放化疗[c] MDT 评估可切除性	全身治疗[d] ± 放疗[c]	
	不可切除	全身治疗[d] ± 放疗[c]		

【注释】

a 同时性转移性直肠癌，由于直肠原发瘤和远处转移瘤并存，因此，针对原发瘤的局部治疗和针对远处转移的全身治疗都是必需的，应该在 MDT 框架下讨论如何安排局部治疗和全身治疗的顺序问题。总体来说，对健康威胁最大的优先处理，同时参照转移性结肠癌的治疗原则，应用 MMR/MS 的状态进行分层治疗。

b 直肠原发瘤局部复发风险评估采用 ESMO 分类方法（见附录 2.2.3-2：ESMO 直肠癌风险度分层）。中度风险：极低位 T_2，低 / 中 / 高位 $T_{3a/b}$，N_{1-2}（非结外种植），MRF−，EMVI−。高度风险：极低位 T_3，低 / 中位 $T_{3c/d}$，N_{1-2}（结外种植），MRF−，EMVI+。极高度风险：极低位 T_4，低 / 中 / 高位 T_3 并 MRF+，T_{4b}，侧方淋巴结 +。转移瘤是否可切除的判断标准参见结肠癌部分。

c 放疗的详细内容，参见 "4.1.3 cT_3/cT_4 或 N_+ 直肠癌的治疗原则"。

d 全身化疗详细内容参见结肠癌相关部分。

e 手术可以是直肠原发瘤和远处转移瘤的同期切除或分期切除。

4.2.2 术后复发转移性直肠癌的治疗原则

可以参照术后复发转移性结肠癌的治疗原则，应用 MMR/MS 的状态进行分层治疗。

4.2.2.1 直肠癌术后局部复发的诊疗原则

目的	I 级推荐	II 级推荐	III 级推荐
术后复发的诊断	临床症状 [a]、体征 [b] 肛门指诊（女性含经阴道指诊） 血 CEA、CA199 电子结肠镜 + 活检 [c] 盆腔增强 MRI 胸腹增强 CT	盆腔增强 CT 直肠腔内超声 盆腔 / 会阴肿物穿刺活检 [c]	PET/CT 手术探查 活检 [c]
术后复发的分类与评估	MDT 综合讨论 [d] Leeds 分类法 [e] 手术切除性的评估 [f]		

直肠癌术后局部复发的诊疗原则（续）

目的	I 级推荐	II 级推荐	III 级推荐
不伴远处转移的局部复发的治疗（可切除[f]，未接受过放化疗）	同步放化疗，然后手术 ± 术后化疗 直接手术（不耐受放化疗者） 单纯放化疗（不耐受手术者）	手术 ± 术后放疗 / 化疗	
不伴远处转移的局部复发的治疗（可切除[f]，接受过放化疗）	直接手术 ± 术后化疗 单纯化疗（不耐受手术者）	姑息性治疗	
不伴远处转移的局部复发的治疗（不可切除[f]）	既往接受过放化疗者：姑息性治疗 既往未接受过放化疗者：放化疗 所有患者应治疗后评估再次切除可能性	姑息性治疗	
直肠癌局部复发伴远处转移的治疗	参见"4.2.1 同时性转移性直肠癌的治疗原则"		

注：影像学诊断的更多具体内容参见"2.2 诊断基本原则"。

a 局部复发症状：较常见的是盆腔或会阴部疼痛、感觉异常、不适等。其他症状包括血便、排便次数增加等类似原发性直肠癌的症状，这类症状主要见于直肠癌前切除术（AR）后的吻合口复发患者。

b 局部复发体征：会阴或盆腔肿块最常见。女性患者可以通过阴道检查触及会阴、盆腔内的复发病灶；接受 AR 手术的患者，肛门指诊可探及盆腔内位置较低的复发病灶或吻合口复发病灶。

c 关于复发后的病理活检：一般可以通过临床、影像检查获得临床诊断而开始治疗。但如果患者确诊后有可能接受器官毁损性的根治性手术切除者（例如盆腔脏器廓清术），则必须要有病理学证实为肿瘤复发。

d 直肠癌术后复发的 MDT 评估：除了常规结直肠癌 MDT 学科参与外，还可根据肿瘤复发部位纳入泌尿外科、妇瘤科、整形外科等学科一起参与。

e 术后复发的 Leeds 分类法，参见"附 1 直肠癌术后局部复发的 Leeds 分类法"。

f 直肠癌术后局部复发的再次手术切除性评估：手术禁忌证见附 2 [2-7]。Leeds 分型里中央型的切除率最高，侧壁型最低。

g 直肠癌术后局部复发的总体诊疗流程，参见"附 3 直肠癌术后复发的诊疗流程"。

附 1 直肠癌术后局部复发的 Leeds 分类法[1]

解剖分型	定义
中央型	病变局限于盆腔内器官或结缔组织，未累及骨性盆腔
侧壁型	病变累及盆腔侧壁结构，包括坐骨大孔、穿过此处支配梨状肌和臀部的坐骨神经
骶侧型	病变位于骶前间隙，与骶骨粘连或侵犯骶骨
混合型	骶侧型和侧壁型混合复发

附 2 直肠癌局部复发的手术禁忌证

相对禁忌证	绝对禁忌证
伴有远处转移	髂外血管被肿瘤包绕
初始治疗时肿瘤为Ⅳ期	肿瘤超过坐骨切迹（即经坐骨孔向外侵犯）
广泛的盆腔侧壁受累	存在因淋巴管、静脉受压而导致的下肢水肿
预计仅能行 R1 或 R2 切除	双侧输尿管梗阻积液
$S_2 \sim S_3$ 交界以上的骶骨受侵	一般状况差

直肠癌的治疗原则

附 3　直肠癌术后复发的诊疗流程

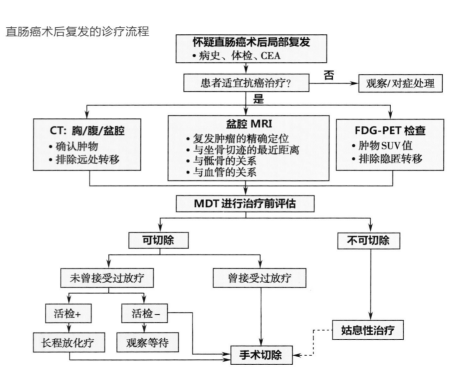

参考文献

［1］ BOYLE KM, SAGAR PM, CHALMERS AG, et al. Surgery for locally recurrent rectal cancer. Dis Colon Rectum, 2005, 48 (5): 929-937.

［2］ HAHNLOSER D, NELSON H, GUNDERSON LL, et al. Curative potential of multimodality therapy for locally recurrent rectal cancer. Ann Surg, 2003, 237 (4): 502-508.

［3］ MOORE HG, SHOUP M, RIEDEL E, et al. Colorectal cancer pelvic recurrences: Determinants of resectability. Dis Colon Rectum, 2004, 47 (10): 1599-1606.

［4］ HERIOT AG, BYRNE CM, LEE P, et al. Extended radical resection: The choice for locally recurrent rectal cancer. Dis Colon Rectum, 2008, 51 (3): 284-291.

［5］ YAMADA K, ISHIZAWA T, NIWA K, et al. Pelvic exenteration and sacral resection for locally advanced primary and recurrent rectal cancer. Dis Colon Rectum, 2002, 45 (8): 1078-1084.

［6］ BOUCHARD P, EFRON J. Management of recurrent rectal cancer. Ann Surg Oncol, 2010, 17 (5): 1343-1356.

［7］ MIRNEZAMI AH, SAGAR PM, KAVANAGH D, et al. Clinical algorithms for the surgical management of locally recurrent rectal cancer. Dis Colon Rectum, 2010, 53 (9): 1248-1257.

4.2.2.2 术后转移性直肠癌治疗原则

参见"3.2.2 术后复发转移性结肠癌的治疗"。

4.3 直肠癌的随访

目的 [a, b]	I 级推荐	II 级推荐	III 级推荐
I ~ III 期疾病的术后随访	1. 随访频率 I 期：每 6 个月一次，共 5 年 II ~ III 期：每 3 个月一次，共 3 年；然后每 6 个月一次，至术后 5 年；5 年后每年一次随访	较 I 级推荐更频密的随访频率	
	2. 随访内容（无特指时即为每次） 1）体格检查，强调肛门指诊 2）血 CEA 3）肝脏超声检查（I ~ II 期） 4）每年一次盆腔增强 MRI 5）每年一次胸腹增强 CT（III 期或 CEA、超声异常时） 6）结肠镜检查 [c, d]	腹部增强 CT 曾经升高过的标志物	肝脏超声造影 [e] PET/CT [f]

直肠癌的治疗原则

直肠癌的随访（续）

目的 [a, b]	Ⅰ级推荐	Ⅱ级推荐	Ⅲ级推荐
Ⅳ期转移瘤 R0 切除 / 毁损后	1. 随访 / 监测频率：前 3 年每 3 个月一次，然后 6 个月一次至 5 年，5 年后 1 年一次	较Ⅰ级推荐更频密的随访频率	
	2. 随访 / 监测内容 1）体检 2）血 CEA 3）每 6~12 个月一次胸腹增强 CT、盆腔增强 MRI	胸部 X 线片 腹部、盆腔超声检查 曾经升高过的标志物 结肠镜检查 [c, d]	肝脏超声造影 [e] PET/CT [f]

【注释】

a 随访 / 监测的主要目的是发现可以接受潜在根治为目的治疗的转移复发，同时要考虑卫生经济学效应；没有高级别循证医学证据来支持什么样的随访 / 监测策略是最佳的。

b 如果患者身体状况不允许接受一旦复发而需要的抗肿瘤治疗，则不主张对患者进行常规肿瘤随访 / 监测。

c 直肠癌术后的结肠镜随访主要目的是发现新生腺瘤或多原发癌，高位直肠癌的吻合口局部复发是很少发生的，而低位直肠癌的吻合口局部复发可以通过肛门指诊来监测。

d 肠镜检查的策略[1]：推荐术后 1 年内进行结肠镜检查，如果术前因肿瘤梗阻无法行全结肠镜检查，术后 3~6 个月检查；每次肠镜检查若发现进展期腺瘤（绒毛状腺瘤，直径>1cm，或有高级别不典型增生），需在 1 年内复查，若未发现进展期腺瘤，则 3 年内复查，然后每 5 年一次。

e 适用于普通超声或 CT 检查怀疑肝转移时。

f PET/CT 仅推荐用于临床怀疑复发，但常规影像学阴性的时候，如持续 CEA 升高；不推荐将 PET 列为常规随访 / 监测手段。

g 近期有研究显示，动态 ctDNA 监测有助于提前预警术后复发转移[2-4]，但其是否应常规用于术后随访并指导治疗仍存在争议。

参考文献

［1］ REX DK, KAHI CJ, LEVIN B, et al. Guidelines for colonoscopy surveillance aftercancer resection: A consensus update by the American Cancer Society and the US Multi-Society Task Force on Colorectal Cancer. Gastroenterology, 2006, 130 (6): 1865-1871.

［2］ REINERT T, HENRIKSEN TV, CHRISTENSEN E, et al. Analysis of plasma cell-free DNA by ultradeep sequencing in patients with stages Ⅰ to Ⅲ colorectal cancer. JAMA Oncology, 2019, 5 (8): 1124-1131.

［3］ TIE J, COHEN JD, WANG Y, et al. Circulating tumor DNA analyses as markers of recurrence risk and benefit of adjuvant therapy for stage Ⅲ colon cancer. JAMA Oncol, 2019, 5: 1710-1717.

［4］ CHEN G, PENG J, XIAO Q, et al. Postoperative circulating tumor DNA as markers of recurrence risk in stages Ⅱ to Ⅲ colorectal cancer. J Hematol Oncol, 2021, 14: 80.

5 遗传性结直肠癌筛检和基因诊断原则

遗传性结直肠癌筛检和基因诊断原则

临床评估	I级推荐	II级推荐	III级推荐
遗传性结直肠癌[1]筛检诊断的一般原则	所有结直肠癌患者应询问其肿瘤家族史并明确肠道息肉情况，符合以下条件者进入具体病种的筛查： 1. 全结直肠范围内息肉数 ≥ 20 枚者，或家族中有确诊家族性腺瘤性息肉病（FAP）患者的个体，需进入 FAP 筛查[2] 2. 伴口腔黏膜、唇、鼻、面颊、眼周、生殖器、手足、肛周等处皮肤有明显黑斑者，或家族中有确诊黑斑息肉综合征（PJ）患者，需进入 PJ 综合征筛查 3. 排除 FAP 和 PJ 综合征的结直肠癌患者，年龄 ≤ 70 岁者全部进入 Lynch 综合征筛查	全结直肠范围内息肉 ≥ 10 枚者，或家族中有确诊家族性腺瘤性息肉病（FAP）的个体，需进入 FAP 筛查[2]	排除 FAP 和 PJ 综合征的结直肠癌患者，所有患者进入 Lynch 综合征筛查

遗传性结直肠癌筛检和基因诊断原则（续）

临床评估	Ⅰ级推荐	Ⅱ级推荐	Ⅲ级推荐
家族性腺瘤性息肉病（FAP）[3-4]筛检	内镜发现肠道息肉 10~20 枚者，警惕其胚系基因突变引起息肉病可能。仔细询问家族史。体格检查明确患者是否有眼底视网膜色素上皮细胞肥大（CHRPE）[5]、颅骨骨瘤[7]、腹腔硬纤维瘤可能[6]，如有 CHRPE、腹腔光滑肿物或颅骨骨瘤则提示遗传性息肉病可能性大。无论是否有家族史，均应建议定期结肠镜检查，并到三甲或省级肿瘤专科医院进一步就诊	内镜发现肠道息肉 ≥20 枚者，除询问家族史和颅骨、腹腔、眼底检查外，可建议其直系亲属进行结肠镜检查，并到三甲或省级肿瘤专科医院就诊。无论是否有家族史，均可建议其进行家族性腺瘤性息肉病遗传基因筛检[8]（附 5-1）	发现肠道息肉 ≥10 枚者，体格检查明确患者是否有眼底视网膜色素上皮细胞肥大（CHRPE）、颅骨骨瘤、腹腔硬纤维瘤可能，如有 CHRPE、腹腔光滑肿物或颅骨骨瘤则提示胚系基因突变引起的息肉病可能性大。无论是否有家族史，均应建议其定期结肠镜检查，并进行家族性腺瘤性息肉病基因筛检（附 5-1）

临床评估	I 级推荐	II 级推荐	III 级推荐
Lynch 综合征筛检[10-13]	符合下列条件者应高度怀疑为 Lynch 综合征家系，建议进一步基因检测（附 5-2）[14-15]：家系中至少有 2 例组织病理学明确诊断的结直肠癌患者，其中的 2 例为父母与子女或同胞兄弟姐妹的关系（一级血亲），并且符合以下任一条件： ①至少 1 例为多发性结直肠癌患者（包括腺瘤） ②至少 1 例结直肠癌发病年龄<50 岁 ③家系中至少 1 例患 Lynch 综合征相关肠外恶性肿瘤（包括胃癌、子宫内膜癌、小肠癌、输尿管和肾盂癌、卵巢癌和肝胆系统癌）[9]	年龄 ≤70 岁结直肠癌患者建议进行 Lynch 综合征遗传基因筛检（附 5-3）[16-20]	所有结直肠癌患者进行 Lynch 综合征遗传基因筛检（附 5-3）[16-20]

临床评估	Ⅰ级推荐	Ⅱ级推荐	Ⅲ级推荐
黑斑息肉综合征[21]筛查	1. 当临床遇到小儿不明原因肠套叠或便血，同时发现患儿口腔黏膜、唇、鼻、面颊、眼周、生殖器、手足、肛周等处皮肤有明显黑斑时，应询问家族史，警惕黑斑息肉综合征可能，建议其到三甲或省级肿瘤专科医院就诊 2. 当发现成人口腔黏膜、唇、鼻、面颊、眼周、生殖器、手足、肛周等处皮肤有明显黑斑时，应询问家族史，建议胃肠造影或内镜检查，如发现肠息肉或有肿瘤家族史，到三甲或省级肿瘤专科医院就诊	当发现成人口腔黏膜、唇、鼻、面颊、眼周、生殖器、手足、肛周等处皮肤有明显黑斑时，应询问家族史，建议胃肠造影检查，如发现小肠息肉或者有肿瘤家族史者，行 *STK11* 基因突变检测[22]	

临床评估	Ⅰ级推荐	Ⅱ级推荐	Ⅲ级推荐
遗传基因筛检后的管理策略	1. 家族性腺瘤性息肉病基因突变携带者[23]： ①从 10~15 岁开始每年进行 1 次结肠镜检查 ②如发现息肉存在高级别上皮内瘤变，可建议根据息肉数量和分布范围行预防性肠道切除术 2. Lynch 综合征遗传突变携带者[23]： ① *MLH1* 或 *MSH2* 突变携带者：20~25 岁开始每 1~2 年行结肠镜检查；*MSH6* 或 *PMS2* 突变携带者：25~30 岁开始每 1~2 年行结肠镜检查 ②从 30~35 岁开始每 1~2 年进行胃十二指肠镜检查		

临床评估	I 级推荐	II 级推荐	III 级推荐
遗传基因筛检后的管理策略	③女性已生育的可考虑子宫和双附件预防性切除术；未行预防性手术者，当无临床症状时，建议每1~2年行子宫内膜活检以排除子宫内膜癌的风险，定期经阴道子宫双附件超声及血清 CA125 检测等排除卵巢癌风险 3. 对于已明确病理性胚系突变的家系，突变携带者参照以上方案进行随访，非突变携带者可按一般人群筛查 4. 不能明确胚系基因突变的家系，建议根据家族史和临床表现，由医师与患者商议决定复查随访策略		

参考文献

[1] LYNCH HT, SHAW TG. Practical genetics of colorectal cancer. Chin Oncol, 2013, 2 (2): 12.

[2] GROVER S, KASTRINOS F, STEYERBERG EW, et al. Prevalence and phenotypes of APC and MUTYH mutations in patients with multiple colorectal adenomas. JAMA, 2012, 308 (5): 485-492.

[3] 杨邵瑜, 蔡善荣, 张苏展. 家族性腺瘤性息肉病及其亚型的临床及遗传表型. 实用肿瘤杂志, 2007, 22 (3): 270-273.

[4] NIEUWENHUIS MH, VASEN HF. Correlations between mutation site in APC and phenotype of familial adenomatous polyposis (FAP): A review of the literature. Crit Rev Oncol Hematol, 2007, 61 (2): 153-161.

[5] 丁衍, 许预, 徐晓东. 家族性腺瘤性息肉病患者中先天性视网膜色素上皮肥厚的 FFA 研究. 国际眼科杂志, 2010, 10 (6): 1157-1159.

[6] 楼征, 于恩达, 孟荣贵. 家族性腺瘤性息肉病相关性硬纤维瘤病. 第二军医大学学报, 2006, 27 (5): 541-543.

[7] 曹海龙, 王邦茂, 曹晓沧. Gardner 和 Turcot 综合征的临床特点 93 例. 世界华人消化杂志, 2010, 18 (36): 3922-3925.

[8] SIEBER OM, LIPTON L, CRABTREE M, et al. Multiple colorectal adenomas, classic adenomatous polyposis, and germ-line mutations in MYH. N Engl J Med, 2003, 348 (9): 791-799.

[9] 袁瑛, 曹文明, 蔡善荣, 等. 中国人遗传性非息肉病性结直肠癌家系的临床表型分析. 中华肿瘤杂志, 2006, 28 (1): 36-38.

［10］ LINDOR NM, RABE K, PETERSEN GM, et al. Lower cancer incidence in Amsterdam-I criteria families without mismatch repair deficiency: Familial colorectal cancer type X. JAMA, 2005, 293 (16): 1979-1985.

［11］ 李晓芬，袁瑛．中国 Lynch 综合征的过去、现在和将来．中华结直肠疾病电子杂志，2015,(3): 21-26.

［12］ MOREIRA L, BALAGUER F, LINDOR N, et al. Identification of Lynch syndrome among patients with colorectal cancer. JAMA, 2012, 308 (15): 1555-1565.

［13］ 全国遗传性大肠癌协作组．中国人遗传性大肠癌筛检标准的实施方案．中华肿瘤杂志，2004, 26 (3): 191-192.

［14］ LIGTENBERG MJ, KUIPER RP, CHAN TL, et al. Heritable somatic methylation and inactivation of MSH2 in families with Lynch syndrome due to deletion of the 3′ exons of TACSTD1. Nat Genet, 2009, 41 (1): 112-117.

［15］ SENTER L, CLENDENNING M, SOTAMAA K, et al. The clinical phenotype of Lynch syndrome due to germ-line PMS2 mutations. Gastroenterology, 2008, 135 (2): 419-428.

［16］ HAMPEL H, FRANKEL WL, MARTIN E, et al. Screening for the Lynch syndrome (hereditary nonpolyposis colorectal cancer). N Engl J Med, 2005, 352 (18): 1851-1860.

［17］ 王石林，笪冀平，顾国利．Muir-Torre 综合征的研究进展．中国普外基础与临床杂志，2005, 12 (2): 192-194.

［18］ XICOLA RM, LLOR X, PONS E, et al. Performance of different microsatellite marker panels for detection of mis-match repair-deficient colorectal tumors. J Natl Cancer Inst, 2007, 99 (3): 244-252.

［19］ BOLAND CR, THIBODEAU SN, HAMILTON SR, et al. A National Cancer Institute Workshop on Microsatellite Instability for cancer detection and familial predisposition: Development of international criteria for the determina-tion of microsatellite instability in colorectal cancer. Cancer Res, 1998, 58 (22): 5248-5257.

［20］ 朱明，刘晓蓉，黄彦钦，等．中国人家族性结直肠癌错配修复基因大片段变异分析．中华医学遗传学杂志，

2005, 22 (6): 603-606.

[21] 戴益琛, 谢军培, 曾伟, 等. 中国大陆黑斑息肉综合征临床荟萃分析. 临床内科杂志, 2008, 25 (8): 526-527.

[22] 康连春, 赵喜荣, 周永双, 等. STK11 基因在 Peutz-Jeghers 综合征家系中的突变分析. 科学通报, 2002, 47 (21): 1639-1643.

[23] 中国抗癌协会大肠癌专业委员会遗传学组. 遗传性结直肠癌临床诊治和家系管理中国专家共识. 中华肿瘤杂志, 2018, 40 (1): 64-77.

遗传性结直肠癌筛检和基因诊断原则

附 5-1 家族性腺瘤性息肉病（FAP）遗传基因筛检流程

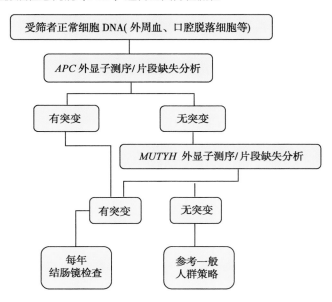

受筛者正常细胞 DNA(外周血、口腔脱落细胞等)

APC 外显子测序/ 片段缺失分析

有突变　　无突变

MUTYH 外显子测序/ 片段缺失分析

有突变　　无突变

每年
结肠镜检查

参考一般
人群策略

遗传性结直肠癌筛检和基因诊断原则

附 5-2 Lynch 综合征家系遗传基因筛检方案 1

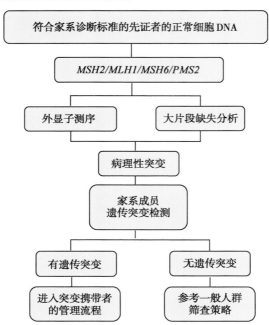

附 5-3 Lynch 综合征家系遗传基因筛检方案 2

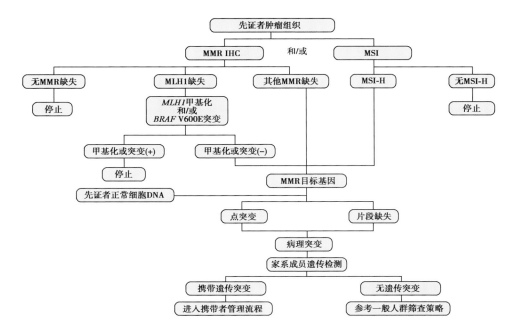

48枚